總是精神百倍的人，吃的跟你不一樣？

疲れやすい人の食事
いつも元気な人の食事

柴崎真木／著　趙君苹／譯

目錄

第二章　容易疲勞的人這樣吃　活力滿點的人那樣吃

第三章 瘦不下來的人吃這些 不易發胖的人吃那些

【前言】為什麼總覺得疲勞？你吃對了嗎？

「我希望疲勞可以更快消除，變得不容易累。請問要怎麼吃才好？」

最多人找我討論的就是有關「疲勞」的問題。

我目前於日本國家代表隊擔任隨隊營養師，為青年選手及日本國手出征奧運或各項國際賽事進行營養管理。以前曾擔任過健身房指導及減重教室講師，除了運動員之外，也曾替許多商務人士、主婦、年長者進行身體與飲食的相關諮詢。其中，不管體育選手或一般人都會有的煩惱就是「想變得不容易累」、「希望疲勞可以更快消除」等有關「疲勞」的問題。

但「疲勞」究竟是什麼呢？

疲勞的主因都在於壓力。一般情況下，人體會依照外部環境變化調整神經系統、內分泌系統及免疫系統來保持一定的生理節奏。

而所謂壓力指的就是破壞這些平衡的東西，壓力主要分為以下三種：

- 激烈運動、過度勞動、睡眠不足引起的「身體壓力」
- 職場、家庭中的人際關係問題及緊張不安造成的「精神壓力」
- 酷熱、寒冷等氣候、氣壓、大氣污染、病毒導致的「環境壓力」

壓力會引起體內異常變化，降低各種身體機能。此時體內的調節系統會運作起來對抗壓力，在逐漸打造出壓力與抵抗力之間的平衡後，使身體維持在一定的適應狀態。但如果壓力長期持續或又有新壓力出現時，抵抗力便會衰退，使身體及內心產生問題。

目前壓力聽起來都是不好的，其實不然。舉例來說，運動對身體就是一項壓力。但只要維持在適當的程度就能轉換心情、預防並改善各種生活習慣病。然而，累積過多壓力則會造成身體發燒疼痛、覺得疲勞。當你感到「好累」時，就是通知你壓力已經導致身體發生異常的訊號。

發燒時可以服用退燒藥或止痛藥，感到疼痛時可以採取冰敷頭部或患部等直接的處理辦法。但感到疲累時則有泡澡、睡覺、聊天、享用美食、按摩、攝取營養補充品等眾多不同的處理方式。

這些方法都沒有錯。但消除疲勞並不是「只要做到某項行為」就可以達成的。**保持健康三原則「運動」、「營養」、「睡眠」的良好平衡才是最大的基本**。若忽視這一點，無論採用眾人多推崇的疲勞消除方法都無法得到太好的效果。

運動前攝取符合運動程度的能量及營養，進行適當程度的運動，攝取足夠的能量及營養來補充運動中所消耗的分量，睡一場高品質的好覺。只要順利進行以上循環就可消除疲勞、提升表現。隨時都精神充沛的人，其實只是掌握了什麼樣的疲勞消除法適合自己，並認真進行上述的循環過程而已。

如圖一一般，順利進行上述循環的人即使遇到壓力也能在二至三天的週期裡

圖一 消除疲勞與累積疲勞的差異

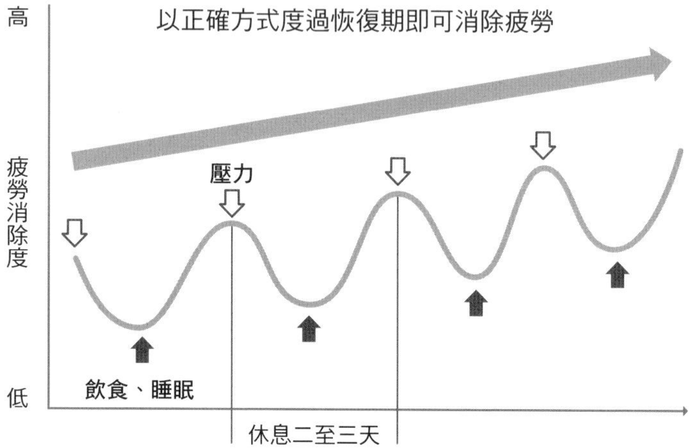

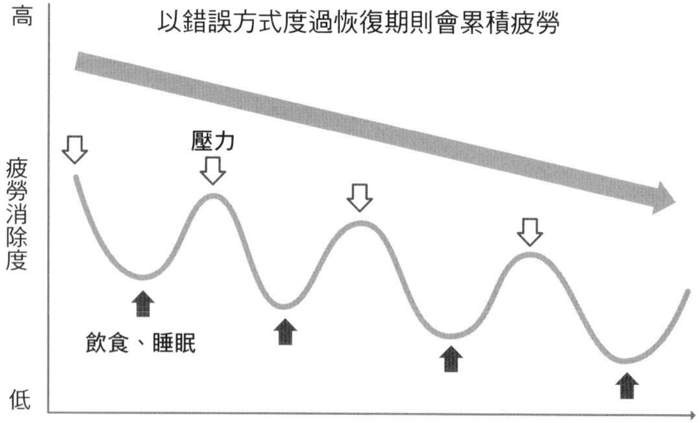

徹底消除疲勞、提升體力。相反的，總是累積疲勞的人就是沒有當下恢復身體狀況，因此陷入體力越來越差的惡性循環。

吃得對，疲勞自動退散！

「運動」、「營養」、「睡眠」這三項要素中，本書特別著重於營養，也就是飲食方面。剛剛也提到過光靠飲食無法消除疲勞，**但我們會從食物中獲取能量，藉由其中涵蓋的營養來製造身體各個部分、細微調整體內機能**。

「早上起來很痛苦」、「無法擺脫疲勞」、「身體沉重」、「疲累無力」，有這些煩惱的人若想擁有精力充沛的身體，重新調整飲食絕對是非常重要的關鍵。

為什麼運動選手都這麼在意飲食呢？因為飲食會大大地影響體能表現。「想變得更強」、「想保持更好的體能狀態」越是這麼想的選手越會講究飲食習慣及食品、營養補充品的攝取。但這可不僅限於運動員喔，「希望有健康身體、希望每天都能精神飽滿」，不少注重健康或經營公司的商務人士也十分講究飲食。

但他們的方法都是正確的嗎？這就不一定了。**想藉由飲食打造隨時都有精神的狀態，關鍵在於「能量」、「品質」、「時機」這三項要素**，重要度也是依循「能量」、「品質」、「時機」的順序來排列（圖二）。其中最需重視的便是「能量的進出平衡」。

圖二　能量、品質、時機金字塔

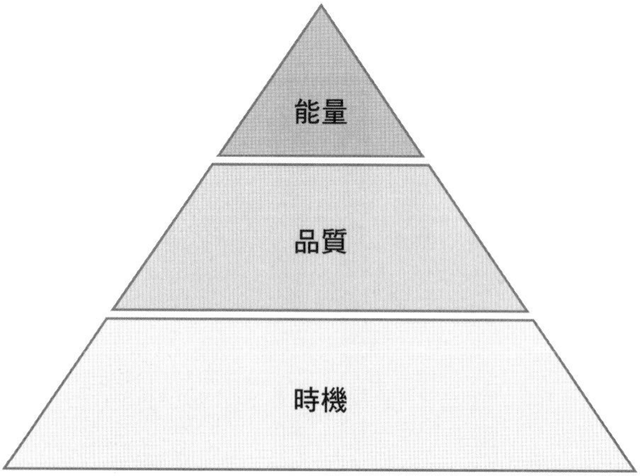

攝取符合活動量的飲食最為重要。計算能量的進出平衡極為困難，因此**能客觀判斷能量究竟不足或過多的客觀條件就是體重。體重增加代表能量過剩，減少就代表能量不足。**

圖三列出了各營養素在身體中發揮的作用，其中只有碳水化合物、脂肪、蛋白質這三項能供給身體能量。

雖然維他命及礦物質本身無法成為能量來源，但能提供必要酵素幫助三大營養素轉化成能量及製造身體內的組織。要是沒有攝取構成身體材料及能量來源之基本的三大營養素，那

圖三　營養素的作用

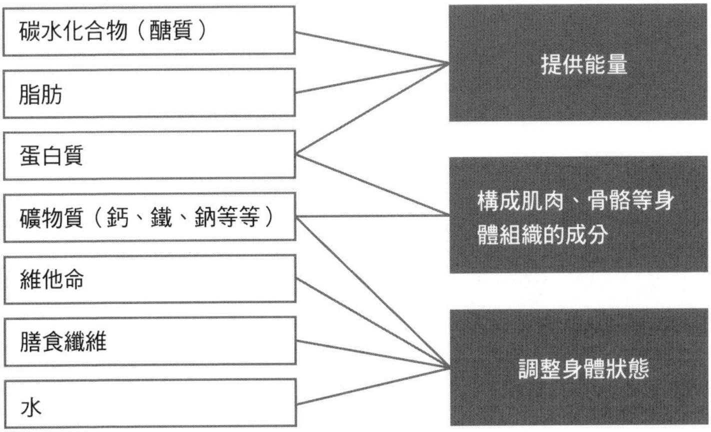

就算透過營養補充品補充維他命或礦物質也無法發揮作用。

想要有健康的身體，攝取足夠能量是最大前提。接著則是「品質」，也就是營養素的均衡分配。在分配上，我們會先從能夠提供能量的三大營養素下去看。

管理營養師在設計飲食菜單時，會以百分之五十到六十碳水化合物、百分之十五到二十蛋白質、百分之二十到二十五脂肪的比例來分配能量攝取來源，並以此為基準來管理營養。維他命及礦物質則根據日本厚生勞動省每五年改訂的日本人飲食攝取基準為原則來修正。以營養素來劃分聽起來好像很困難，但只要參考圖四像便當盒的比例來分配菜色即可攝取到均衡的養分。

便當的大小（毫克）代表所有能攝取的能量，其中一半為主食，剩下一半的三分之二為以青菜為主的配菜，最後三分之一是肉類、魚類或蛋類的菜色。整體看來讓人覺得色彩豐富、食指大動的話即表示該具備的大致上都具備了。烹調方法及食品的種類當然也會造成差異，但只要掌握這項基本的分配方法及三菜一湯的原則就能立刻上手。

在對的時間，吃對的食物

討論完能量及品質，最後就是「時機」了。

人體的體內時鐘會控制我們一整天的體溫、血壓、睡眠以及能量代謝等各種不同的身體機能。因此，依據狀況不同，什麼時候吃、吃什麼、怎麼吃都會對身體產生不同的效用。

「早上吃○○對身體很好」最近媒體上常會看到這類有關攝取時機及其效果的熱烈討論，但前提是攝取足夠能量、營養平衡都正確了才有效。如果

圖四　便當盒平衡分配法

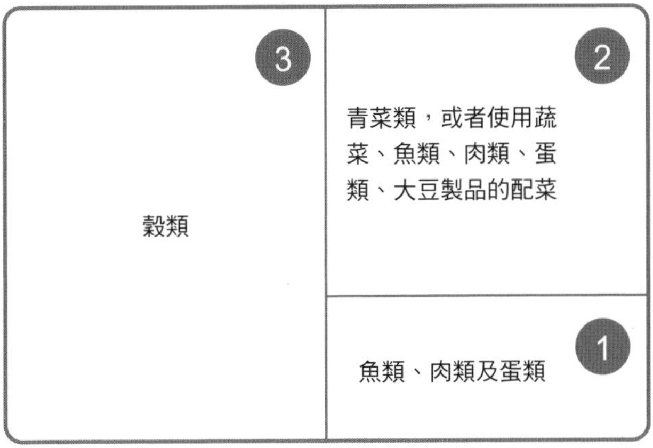

跳過前面，只實踐最後一點的話不會有太好的效果。

無論飲食時機多麼正確，若偏食不均衡也無法擁有健康的身體。相反的，就算吃的東西品質再好，如果時機方式不對有時反而會造成身體負擔。本書將藉由這些容易疲勞的人常出現的飲食模式，來告訴大家應該如何改善才能打造隨時活力充沛的身體。

此外，書中也會附上許多能幫助消除疲勞的食譜。很多讀者可能因工作繁忙而無法在家事上花太多時間，所以我盡量選擇了大家都能上手的簡單好做菜色。

讀完這本書的你，如果能從此跟「疲勞」說再見，打造永遠保持健康的身體，度過舒適的每一天那就太好了！

柴崎真木

第1章

容易疲勞的人
吃這些

精力滿點的人
吃那些

01

主食

容易疲勞的人

減少主食分量

精力滿點的人

吃雜穀飯

你是否正處於能量不足的情況中呢？

容易累的人說穿了，大部分都是因為「能量不足」。

沒有能量就無法使身體動起來。而碳水化合物則是提供能量來源的主要營養素。米飯、麵包、麵類、水果、砂糖、甜點、果汁等皆含有許多碳水化合物。但最近常有以下這種情況出現：

「我在減肥所以不吃碳水化合物。」

「我正在進行減醣飲食，所以盡量不吃主食。」

很多在意體重的人都會從減少碳水化合物開始下手。**想要健康有精神，就必須「從適當的能量來源補充符合活動量的能量」**。車子沒有汽油就跑不起來，人也是一樣的道理。能讓身體動起來的汽油，其中之一就是碳水化合物。老是疲倦沒精神的人可能就有能量不足的情況。

人一旦有壓力就會使用更多能量。壓力大時常不小心大吃特吃就是因為身體為了對抗壓力而想要補充能量。這時若沒有適當補給，疲勞就會日益累積。

碳水化合物與醣質的差別

我們這裡將整理一下能量來源之一的碳水化合物和醣質之間的差別。

最近常看到標示有零醣質的食品及飲料，或減醣飲食等減重方式，但很多人可能都搞不清楚其中的差別。**碳水化合物是由能被身體消化吸收成為能量的「醣質」，以及人體消化酵素難以消化、幾乎無法成為能量的「膳食纖維」所構成。**

也就是說，「碳水化合物＝醣質＋膳食纖維」（圖五）。

醣質分成由單一分子構成的單醣、由兩個單醣組成的雙醣，以及由眾多單醣結合成的多醣，吸收速度順序為「單醣＞雙醣＞多醣」。

單醣最具代表的是葡萄糖。砂糖所含的蔗糖及乳製品的乳糖屬於雙醣，米飯

圖五　**碳水化合物的構造**

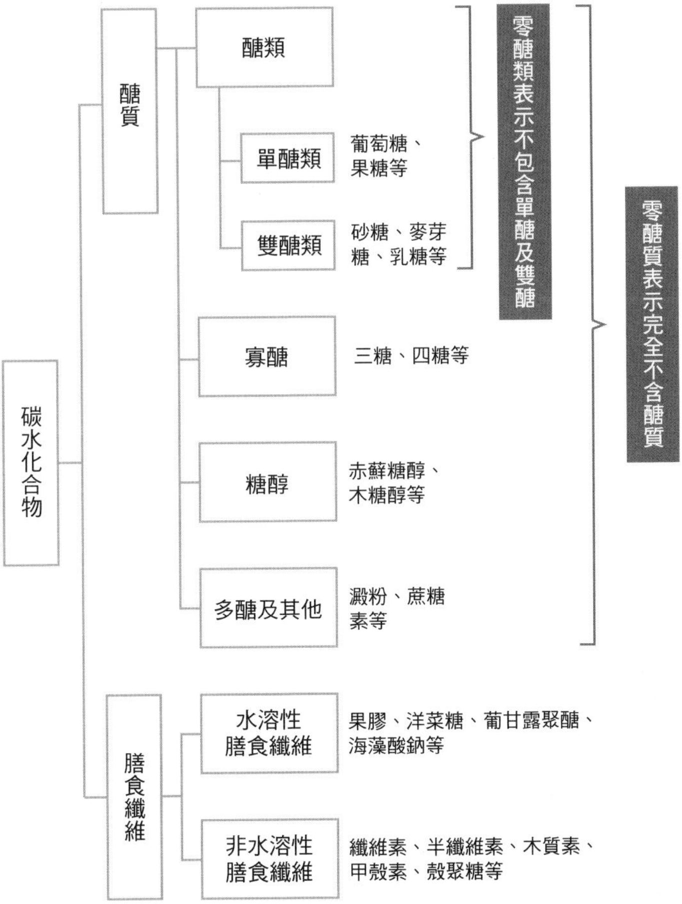
碳水化合物
醣質
醣類
單醣類
葡萄糖、果糖等
雙醣類
砂糖、麥芽糖、乳糖等
零醣類表示不包含單醣及雙醣
寡醣
三糖、四糖等
糖醇
赤蘚糖醇、木糖醇等
多醣及其他
澱粉、蔗糖素等
零醣質表示完全不含醣質
膳食纖維
水溶性膳食纖維
果膠、洋菜糖、葡甘露聚醣、海藻酸鈉等
非水溶性膳食纖維
纖維素、半纖維素、木質素、甲殼素、殼聚糖等麵包等穀類中的澱粉則為多醣類。

膳食纖維雖無法供給能量，但有抑制醣質及脂肪吸收、幫助排出腸內有害物質、改善生活習慣病及便祕的功用。

米飯麵包等穀類的膳食纖維能使吸收速度慢得多醣類及醣質吸收更溫和，使血糖值緩慢上升並持續維持能量，因此不容易感到疲勞。

但使用砂糖的甜點、果汁或麵包則會使血糖值急遽上升，使身體分泌胰島素讓血糖一口氣下降，導致能量無法長時間維持、容易產生疲勞感（圖六）。

容易累的人選擇的是醣質很多，但

圖六　攝取米飯與砂糖時的血糖值

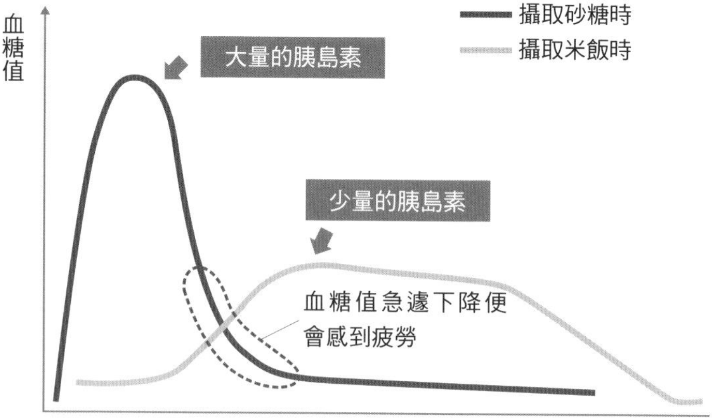

膳食纖維含量少的碳水化合物，常以甜點、甜麵包來取代正餐。即使吃土司也多在切片上塗著滿滿的果醬或蜂蜜。蓬鬆柔軟的麵包麵團裡多半有加入砂糖，因此也容易使血糖上升。

相反的，總是精神飽滿不容易累的人則會選擇含較多膳食纖維的碳水化合物，吃飯時也常會混合雜穀或糙米。雜穀及糙米含有的膳食纖維比白米飯多，能使血糖緩慢上升、長時間維持能量供給。

使碳水化合物轉化為能量的維他命B群

將碳水化合物轉化為能量主要是靠維他命B_1、B_2、B_3等維他命B群。

缺乏這些維他命的人便難以將體內的碳水化合物轉化為能量，容易陷入缺乏能量的疲累狀態。

米飯麵包等穀類除了醣質之外也含有膳食纖維、維他命、礦物質等成分，但砂糖幾乎只有醣質，沒有其他營養素。**相較下白米飯，雜穀及糙米則含有更多維他命B群，能幫助身體提升體內的能量轉換效率。相反的，攝取過多砂糖則會消耗體內的維他命B群，使人容易感到疲勞。**

因此若是想要精神飽滿，就必須在飲食上同時攝取可以長時間維持能量的一項主食，再搭配能協助轉換能量的營養素。比起麵包我更推薦米飯，但喜歡麵包的話可以選擇含有膳食纖維及維他命B群的黑麥或胚芽麵包。

真的沒辦法吃到雜穀飯或黑麥麵包時，可以在配菜上選擇蔬菜、豆腐、納豆、海藻湯等膳食纖維含量較多的食品。

02
麵類

容易疲勞的人選擇
拉麵

精力滿點的人選擇
月見蔥花蕎麥麵

對上班族來說，能迅速飽餐一頓及酒後來一碗的拉麵可說是極具吸引力。便宜又方便的速食拉麵不僅能填飽加班時的飢餓，還可以當作假日的午餐。

拉麵轉換成能量的效率不好

拉麵料理以麵為主，缺乏蔬菜的維他命及肉類的蛋白質，是高碳水化合物的一種飲食。如果又搭配白飯或煎餃的話，碳水化合物的攝取量就會更多。**因此若是只單吃麵類，維他命 B_1、B_2 等維他命 B 群的不足將使碳水化合物難以轉化為能量，人就容易感到疲勞。**

此外，拉麵脂肪含量高、需要花時間消化也是其中一項問題。餐後血液將流往胃腸以幫助消化，此時其他組織的血流量會減少，腦部血流量減少後便會因氧氣不足而昏昏沉沉的。所以要是在午餐選擇需花時間消化的拉麵，便會使血液集中在胃腸的時間增加，導致下午感到疲倦想睡。

常在下午時段感到昏昏欲睡的人請盡量避免以拉麵、烏龍麵、義大利麵等純麵類的料理當午餐，也盡量不要只吃蓋飯或甜麵包。如此一來，下午的工作表現必能有所改善。而酒後來碗拉麵會使內臟在睡著時仍然持續運作，再加上酒精的雙重影響產生淺眠狀態，導致疲勞感更加無法消除。

蕎麥麵單吃也能兼顧飲食均衡

蕎麥麵本身不只富含膳食纖維，更有大量維他命 B_1、B_2 能協助碳水化合物轉化為能量。如果還加蛋的月見蕎麥麵，蛋所含有的蛋白質能緩和血糖值的上升速度，蛋裡的維他命 B_1、B_2 也能提升能量轉換效率。此時若再加上滿滿一把蔥花，其中含有大量能幫助維他命 B_1 吸收的大蒜素，可以更加提升轉換效率。

03

湯類

容易疲勞的人不喝湯

精力滿點的人喝高湯

有些運動選手遠至國外比賽常因飲食不合而累積疲勞，導致比賽狀態不佳，對日本選手來說，日常的味噌湯就能發揮很大的功效。光是喝上一碗就能感到放鬆，因此許多日本選手會帶沖泡式味噌湯出國。某次到國外比賽時，選手告訴我「比起味噌湯，我更想念高湯」，這才讓我察覺到了其中的重點。

高湯的效能

高湯含有「鮮味」成分，包含代表性的一種氨基酸「麩胺酸」及核酸類的肌苷酸和鳥苷酸。麩胺酸多存在於魚貝類或昆布、菇類等天然食材中，其中昆布的含量特別高。肌苷酸則多存在於肉類、魚類當中，在柴魚片及小魚乾裡的含量非常高。而香菇裡面則含有大量的鳥苷酸。

這些混合起來能產生相乘效果，使鮮味更能強力發揮功效。日本料理常見的昆布鰹魚高湯或拉麵湯汁也常會混和使用豚骨與海鮮類。

高湯不僅能使料理更好吃，還可以幫助消除疲勞。麩胺酸可活化胃部，促進腸內消化吸收能量、保護腸黏膜，防止細菌入侵體內。此外還能促進胃分泌血清素，增進副交感神經的活動，提升放鬆效果。

荷蘭最近的研究指出，身體質量指數ＢＭＩ（Body Mass Index 的簡稱，會出現在健康檢查項目中，我想各位應該都聽過）二十五以下不屬於超重範圍者，如果在飲食中增加百分之一的麩胺酸攝取量，即可使大腸癌發生機率降低百分之四十二。現代日本人每三點五人中就有一人會因為癌症而死亡，其中癌症部位罹患率第一名就是大腸癌。所以在此建議大家不妨多喝高湯來減少患病風險。

肌苷酸和鳥苷酸等核酸類可幫助細胞新陳代謝。柴魚片中除了肌苷酸之外，還有甲肌肽及肌肽等可以消除疲勞的成分。含有高蛋白質的柴魚片還包含了一種氨基酸「色胺酸」，這是構成體內血清素的材料，因此能促進放鬆效果。

味噌湯是能調整體能的機能性飲料

一說到發酵食品，大部分的人都會想到味噌、醬油或優格等食物，但柴魚片其實也是發酵食品的一種。發酵食品能整頓腸內環境，提升免疫機能。選手出國比賽時帶著沖泡味噌湯也是體能調整的一環。**除了昆布之外，茶類、海苔、番茄、大白菜、起司中也有麩胺酸。國外出差或旅行時如果無法喝到高湯也可以選擇飲用茶類、番茄汁，或吃起司來替代。**

此外高湯也有補充水分的作用。體內約百分之六十由水分構成，不足時會使人感到疲勞。但蕎麥麵或烏龍麵的高湯鹽分，以及拉麵的脂肪含量較高，因此建議不要全部喝完，改以確實喝水補充會比較好。攝取太多鹽分會造成水腫，脂肪攝取過多則會使熱量超過基準質。

04

飲料

容易疲勞的人選擇

營養飲料、能量飲料

精力滿點的人選擇

氣泡水

想補充能量，卻越喝越累？

覺得疲勞不堪或在重要會議前，很多人都會灌上一瓶營養飲料或能量飲料來提振精神。**但有一點要注意，這類飲料中多半含有大量的醣類**。醣類即是葡萄糖或果糖等吸收速度快的醣質，會使血糖質急遽上升。為了降低突然上升的血糖，胰島素將發揮作用使血糖質急速下降。

血糖在短期間激烈變化不只會增加疲勞感，更會導致體內的糖化。糖化是指血液中多餘的糖分和體內蛋白質結合，形成最終糖化產物 AGEs，使細胞出現老化現象。AGEs 不僅是造成斑點與皺紋的原因，更會破壞血管、促使動脈硬化。

某營養飲料一瓶就含有約十八公克的醣質，某能量飲料則在一百毫升中含有十一公克，世界衛生組織ＷＨＯ認定一天的砂糖攝取上限為二十五公克，因此這些飲料只要喝一瓶就會超過上限。

離不開咖啡因？小心疲勞惡性循環

此外，這類飲料也含有大量能提振精神及促使交感神經興奮的咖啡因，因此很多人都會拿來趕走睡意與提升集中力。**咖啡因能使人保持清醒約三到五小時，但持續攝取將產生耐受性，有時會因此增加攝取量、越喝越頻繁。**

世界衛生組織ＷＨＯ制訂的咖啡因攝取量基準為一天三百毫克。依據產品含量會有所不同，但以營養飲料來說大約是六瓶，能量飲料則是二到三瓶左右。也許一天當中不會喝這麼多瓶，但咖啡、紅茶、日本茶、烏龍茶裡也含有大量咖啡因。

很多人常會醒來一瓶罐裝咖啡，為了趕走睡意又來一瓶能量飲料，下午休息時再喝咖啡，一天中喝到許多含有不少咖啡因的飲品。圖七中列出了飲品中的咖啡因含量，請不妨參考看看。

不只喝營養飲料或能量飲料，只要過度攝取咖啡因就可能降低入眠及睡眠品質。若對消除疲勞至關重要的睡眠若品質降低，將使人早上起不來，白天感到強烈的睡意，此時如果再攝取咖啡因就會造成惡性循環。

即使不喝營養飲料或能量飲料，也有人會喝玉露茶或口感濃厚的綠茶、烏龍茶來代替喝水，因此意外攝取到過量咖啡因。

若要喝茶的話，建議選擇不含咖啡因的麥茶、焙茶或南非茶。

日本國家選手所使用的國家訓練

圖七　每 100ml 一百毫克中含有的咖啡因參考分量

飲料	咖啡因量（每 100ml）
手沖咖啡	約 60mg
即溶咖啡	約 60mg
玉露茶	約 160mg
煎茶	約 20mg
紅茶	約 30mg
烏龍茶	約 30mg
可樂	10～13mg

資料來源：全日本咖啡協會官網

中心也會在晚餐中提供麥茶，特別注重消除疲勞的選手在私底下時也會特意選擇這些茶來飲用。

氣泡水的各種功效

氣泡水不含醣類及咖啡因，可以改善胃腸環境。很多菁英選手都會飲用氣泡水。在練習完感到疲憊時，飲用氣泡水能使胃腸環境清爽乾淨，讓之後的飲食更好消化。氣泡水一百至兩百毫升左右可以促進食慾，**也有報告指氣泡水具有抑制體溫降低的作用，對手腳冰冷或減重也有一定效果**。

但若飲用超過五百毫升會使腹部發脹，可能導致之後的餐點無法徹底吸收。無論喝多少氣泡水，如果能量及營養素不足的話也無法消除疲勞，因此飲用時請務必注意時間點與分量。此外，氣泡水泡澡也能促進血液循環，可以消除運動後的疲勞，所以很多運動員都會利用這個方法。選手出國也常會指定有浴缸的飯店，並使用碳酸泉的泡澡劑來放鬆身體、消除疲勞。

浸泡在三十八至四十二度的熱水一到兩分鐘，接著換至八至十二度的水一分鐘，這樣交替泡澡也有消除疲勞的效果。奧運選手村外設置的日本人專用設施High Performance Center也設有碳酸浴及交替浴，很多選手都會前來利用。除了從飲食下手之外，也可以試試看像這樣的方法來改善體能。

05

脂肪

容易疲勞的人攝取壞的脂肪

精力滿點的人攝取好的脂肪

攝取過多飽和脂肪酸將造成生活習慣病

脂肪可以大致分為「飽和脂肪酸」、「單元不飽和脂肪酸」、「多元不飽和脂肪酸」這三種類型（圖八）。肉類或奶油等動物性脂肪中含量較多的飽和脂肪酸，這類脂肪攝取過多會增加血液中的膽固醇。

飽和脂肪酸是構成內臟及身體細胞之細胞膜的成分，因此是身體必須的物質，說是壞的脂肪也許有些不正確。**但攝取過量將使血液流動不順暢，營養素無法運送至身體各處，導致疲勞難以消除**。長期過量攝取會加速動脈硬化，是中風及心臟病的原因之一。

即使不刻意選擇含有多量飽和脂肪酸的食物，只要適量食用肥肉部分偏少的肉類或乳製品即可攝取到足夠的分量。常吃燒烤五花肉、豬頸肉、豬油濃厚的拉麵或咖哩，以及用奶油滿滿的可頌、丹麥麵包或蛋糕餅乾等甜點來取代正餐，和喝牛奶代替喝水的人都要小心。

圖八　脂肪的分類

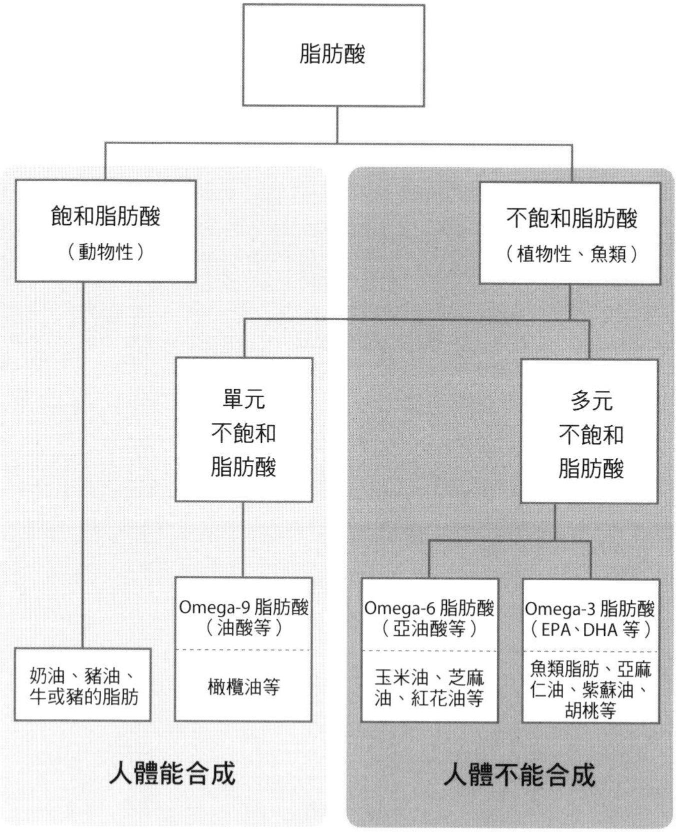
脂肪酸
飽和脂肪酸
（動物性）
不飽和脂肪酸
（植物性、魚類）
單元
不飽和
脂肪酸
多元
不飽和
脂肪酸
奶油、豬油、
牛或豬的脂肪
Omega-9 脂肪酸
（油酸等）
橄欖油等
Omega-6 脂肪酸
（亞油酸等）
玉米油、芝麻
油、紅花油等
Omega-3 脂肪酸
（EPA、DHA 等）
魚類脂肪、亞麻
仁油、紫蘇油、
胡桃等
人體能合成
人體不能合成

注意壞脂肪！「反式脂肪酸」的含量

麵包甜點或咖哩塊中使用的起酥油、人造奶油、烹調用植物油的一部份含有從不飽和脂肪酸變性產生的「反式脂肪酸」。吃入過多反式脂肪酸可能會增加膽固醇、促使體內發炎，與糖尿病及肥胖都有所關連。常吃外食、加工食品，以及甜點甜麵包的人有越來越多的傾向。

舉例來說，甜麵包可能會有如下的成分標示：

【成分標示】小麥粉、砂糖、脂肪抹醬、起酥油、蛋、麵包酵母、動物油脂、小麥蛋白、煉乳、食鹽、高果糖漿、乳清粉、脫脂大豆粉、脫脂奶粉、山梨糖醇、香料、乳化劑、膨脹劑、酵母活化劑、色素（類胡蘿蔔素）、維他命C

像這樣含有脂肪抹醬、起酥油等動物油脂的食物最好不要吃得太多或太頻繁。在購買市面上的製品時請不妨多確認上面的成分標示。**成分標示的順序是以該成分的含量由多至少排列而成。**

塗抹在麵包上的人造奶油因為是植物性奶油，所以感覺好像比較健康，但當中也含有大量反式脂肪酸，因此用一般奶油取代會比較好。但一般奶油同樣是脂肪，所以仍然需注意不要攝取過多。

好的脂肪！兩種不飽和脂肪酸

植物性油脂及魚類脂肪中含有許多不飽和脂肪酸，其中又分為單元不飽和脂肪酸和多元不飽和脂肪酸兩種類別。

單元不飽和脂肪酸中最具代表性的「油酸」多含於橄欖油、紅花油或杏仁當中。油酸可減少膽固醇、預防動脈硬化，並具有整腸功能。

可於體內合成，因此不需積極補充攝取。由於本身不易氧化，所以可以使用在加熱烹調上，對改善便祕特別有幫助。

多元不飽和脂肪酸則分成 Omega-6 與 Omega-3 這兩種。

Omega-6 脂肪酸包含了亞油酸及花生四烯酸，是體內無法合成的必須脂肪酸。但花生四烯酸可在人體內透過亞油酸來轉換合成。

亞油酸能減少膽固醇，但攝取過多可能會使可協助回收多餘膽固醇的「好膽固醇（HDL膽固醇）」也一併減少，因此請注意不要攝取過多亞油酸。花生四烯酸雖然與血小板凝固及免疫機能有所關連，但攝取過多將促進動脈硬化及惡化發炎。飯常用的玉米油、大豆油、沙拉油、葡萄籽油當中都含有許多亞油酸。

Omega-3 脂肪酸包含EPA（二十碳五烯酸）、DHA（二十二碳六烯酸），以及α-亞麻酸。前兩種多含於魚類油脂當中，α-亞麻酸則多含於亞麻仁油及紫蘇油裡，這些也是人體無法合成的必須脂肪酸。

Omega-3 脂肪酸能改善血液流動、促進腦部及神經細胞活性化，也能抑制體內發炎症狀、預防過敏、提升睡眠品質。花粉症及過敏都會導致壓力，睡眠不足也會使疲勞容易累積。

雖然 Omega-3 脂肪酸是應該積極攝取的成分，但 Omega-6 及 Omega-3 脂肪酸的理想攝取比例是四比一，可是現代人的飲食生活多為九比一，有攝取過多 Omega-6 脂肪酸的傾向。

喜歡炸物、熱炒、沙拉醬等調味料的人特別容易吃進過多的 Omega-6 脂肪酸。必須培養不易受傷強健肌肉的運動員在吃沙拉時，反而會使用亞麻仁油、紫蘇油或義大利香醋等醋類來替代。而且他們也特別喜歡食用青背魚。

Omega-3 脂肪酸容易氧化，因此亞麻仁油或紫蘇油請不要加熱直接使用，並選擇遮光性高的裝瓶，於冰箱冷藏保存，購買時挑選能儘速用完的小瓶裝。魚類以生魚片生吃最好，煎過或煮過的也建議一週至少食用二至三次。

脂肪比碳水化合物更容易囤積

之前提過容易累的人常常是因為能量不足而導致。脂肪雖然含有「一公克＝九大卡」的高熱量，是碳水化合物「一公克＝四大卡」的兩倍多，但日常生活中的攝取比例約為碳水化合物百分之六十、脂肪百分之四十。

體內能量多使用自碳水化合物，脂肪由於不易利用而容易囤積。很多人常聽說微喘程度的運動做二十分鐘以上容易燃燒脂肪，但改成低強度長時間運動比較能高效率地利用掉脂肪。

06

蔬菜

容易疲勞的人

飲用果菜汁

精力滿點的人

直接食用蔬菜

光靠果菜汁無法攝取到足夠的維他命C

「能滿足一天所需蔬菜量」、「可以攝取到黃綠色蔬菜」、「包含〇〇種類的蔬菜」在超商常可以看到形形色色印刷著這些標語的果菜汁，在意養生的人似乎常常會買來飲用。果菜汁的確輕巧便利，但並不能完全取代真實的蔬菜。

果菜汁雖然較能攝取到對免疫力及視力有幫助的β-胡蘿蔔素，但裡頭幾乎不含維他命C。除了果菜汁之外，百分百純果汁也多由濃縮還原的方法製造而成。此方法是將蔬菜水果所含的水分蒸發成泥狀後再加水還原，中間的加熱過程將減少維他命C含量。

維他命C能幫助生成抗壓賀爾蒙「皮質醇」，因此壓力大的人會消耗掉較多的維他命C。平常老是喝果菜汁取代蔬菜的人因**攝取不到足夠的維他命C，容易陷入莫名覺得無力或早上起不來等身體不適的狀況**。

果菜汁無法攝取到理想的膳食纖維

膳食纖維分成水溶性及非水溶性兩種，理想攝取比例是一比二。果菜汁為了飲用口感常會去除非水溶性膳食纖維，若以果菜汁取代蔬菜，那就無法攝取到理想的膳食纖維比例。

非水溶性膳食纖維能增加排便量、整頓腸道、排出腸內壞菌及有害物質，使消化吸收更順暢。腸道環境好，可以防止免疫力低下，使人更不容易感到疲勞。此外，在腸內合成的維他命B_6能幫助形成神經傳導物質血清素，如果血清素不足可能造成憂鬱症狀及失眠。血清素能穩定情緒、幫助放鬆，所以又被稱為「快樂賀爾蒙」。調整好腸內環境能促進優質睡眠，使心情產生從容餘裕，使每一天過得更加精神飽滿。

有研究報告指出，果菜汁所含的水溶性膳食纖維能穩定糖分吸收，因此在飯前三十分鐘飲用可達到抑制血糖上升的作用。但果菜汁本身就含有許多糖分，因此還是必須注意到飲用過多可能造成卡路里過量。

　而且果菜汁和直接咀嚼吃下的蔬菜不同，由於不容易獲得飽足感，常因此導致卡路里過量。外食的時候不妨多點沙拉、燙青菜或燉菜，在超商時則多選購沙拉棒或淺漬蔬菜等等。請盡量直接食用蔬菜，真的萬不得已時才飲用果菜汁。

07

色彩

容易疲勞的人偏好

單色便當

精力滿點的人偏好

繽紛多色與「黑色」食材

看起來缺乏色彩的便當常含有較多油炸物品及肉類，容易攝取過多飽和脂肪酸或 Omega-6 脂肪酸。若攝取過多，會使血液中的中性脂肪及膽固醇更容易增加。而且一般便當中的油炸物麵衣會比自己做的更厚，使碳水化合物含量增加且容易吸油，導致除了熱量高之外，也易含有更多反式脂肪酸。

此外，脂肪和碳水化合物一樣，轉換成能量時需要藉由維他命 B_2。**含有較多茶色脂肪的便當因缺乏維他命 B_2，使能量無法順利轉換，因而成為疲勞的原因**。

缺乏維他命 B_2 也和眼睛充血、眼睛疲勞、肌膚粗糙有關連。疲憊的雙眼和粗糙的肌膚會給人無神的印象，從事服務業或業務相關工作者在這方面最好多加注意。納豆、肝臟、魚類、海苔等海藻類或蛋都富含維他命 B_2。因此買便當時不妨再多買個水煮蛋、溫泉蛋，或有加納豆、海苔及海帶芽的味噌湯吧。

透過三原色打造更美味的便當

色彩豐富的便當含有和紅綠燈一樣的三原色：黃、綠、紅。料理擺盤時若能湊齊這三種顏色看起來就會更加好吃，便當菜色也是一樣的道理。**三原色食品中富含許多具有抗氧化作用的維他命C、維他命E及β-胡蘿蔔素，因此多彩的便當在消除疲勞上有很高的效果**。在市售的便當中加上燙青菜、燉菜、沙拉等配菜不僅能添增色彩，也能增加整體的營養價值。

黃色食材包含南瓜、黃甜椒、玉米、番薯、檸檬、葡萄柚、橘子等，這類食物富含β-胡蘿蔔素、β-隱黃質、葉黃素等抗氧化成分及維他命C。眼睛的水晶體及黃斑部含有許多葉黃素，可以預防眼睛疾病。橘子含有大量β-隱黃質，具有預防骨質疏鬆症及糖尿病的效果。

綠色食材多為蔬菜，其中含有豐富的維他命C、β-胡蘿蔔素、維他命E、葉酸、鉀等維他命與礦物質。綠色特別濃的蔬菜則含有大量鐵質及鈣質。綠色蔬菜中的色素「葉綠素」具有抗氧化作用、預防口臭、抗癌作用等功效。小松菜、菠菜、茼蒿、長蒴黃麻、青椒、苦瓜、香菜等皆為此類食材。

紅色食材包含牛肉、雞肉、豬肉、火腿、鮪魚、鰹魚、鯖魚、秋刀魚、血蛤、蝦子、螃蟹、鮭魚、鯛魚等紅肉及海鮮類。蔬菜水果類則包含番茄、紅蘿蔔、紅甜椒、紫洋蔥、紫甘藍、草莓、西瓜等等。肉類及魚類富含蛋白質、鐵質、維他命B群，鰹魚、鮪魚、鯖魚等紅肉魚則有豐富的 Omega-3 脂肪酸EPA及DHA。海鮮類的紅色主要來自蝦青素，蔬菜的紅色多為茄紅素、辣椒素及多酚等抗氧化成分，因此對抗老化也很有幫助。

白色是能量來源

白色的食品種類很多，其中以主食類的米飯、麵包、烏龍麵等穀類所佔的比例最高。此外還有豆腐、豆腐皮、豆漿等大豆產品、牛奶、優格等乳製品、洋蔥、大蒜、白蘿蔔、豆芽菜、竹筍、花椰菜、蓮藕、牛蒡等蔬菜類。

大豆產品富含鈣質、鐵質、膳食纖維。乳製品則富含鈣質及維他命 B_2。洋蔥及大蒜中的辣味成分可以提升維他命 B_1 的吸收率，使疲勞更快消除。洋蔥中的抗氧化成分槲皮素可改善血液流動，預防動脈硬化。白蘿蔔的澱粉酶能幫助醣質消化，胃腸消化不好時可以多加食用。竹筍、牛蒡、蓮藕等根菜類富含膳食纖維，豆芽菜及花椰菜則含有許多維他命 C 及膳食纖維。

積極攝取平常少見的黑色食材

黑色食品富含抗氧化成分，以及膳食纖維、錳、鋅、鎂等較難攝取到的礦物質。黑色食材包含黑芝麻、黑豆、八丁味噌、羊栖菜及海苔等等。這些食品富含花色苷及類黑精，能防止活性氧所造成的體內氧化。體內氧化是促使細胞老化及產生疲勞的原因之一。

08

蛋白質

容易疲勞的人 吃肉攝取蛋白質

精力滿點的人 吃豆類攝取蛋白質

肉類真的最能消除疲勞嗎？

「肉」可說是最近外食的潮流，熟成肉專門店、西式肉類酒吧、肉類博覽會等店家及活動也增加了不少。「吃肉補體力」、「疲憊的時候就是要吃肉」運動員中不分男女，喜歡肉的人也很多。

肉類的確含有能消除及預防疲勞的營養素。例如牛肉富含鐵質，可幫助預防貧血。貧血時體內容易出現缺氧狀態，使人容易感到疲勞，因此牛肉在預防疲勞上是有幫助的。豬肉富含將碳水化合物轉化為能量時所必須的維他命B_1。如果空有能量來源但卻無法在體內有效活用，那人也會感到疲勞。雞胸肉含有抗氧化成分「含組氨酸的二肽」，可防止肌肉發炎症狀，具有消除肌肉疲勞的功效。

此外，肉類含有豐富蛋白質，是構成肌肉、血液、骨骼及皮膚等組織的材料，因此在打造健康身體上是不可或缺的食材之一。請各位看看圖九。

圖中顯示出肉類以部位分類後，每一百公克中蛋白質與脂肪所佔的能量比

圖九　肉類（100g）部位別蛋白質與脂肪所佔的能量比例

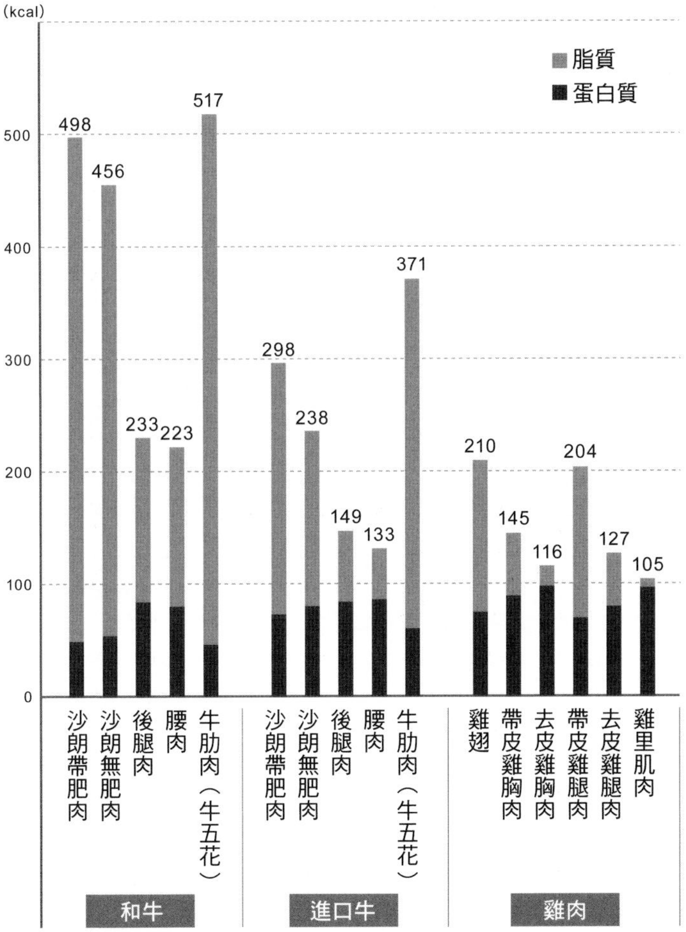

例。**幾乎所有肉類中，脂肪佔據的比例都比蛋白質還要高。**

因此飲食若太過偏重於肉類會造成飽和脂肪酸攝取過量，使血液中的中性脂肪及膽固醇增高，促使動脈硬化產生。血液流動不好的話，營養素與氧就無法運送至身體各個角落，疲勞也就難以消除。

特別是油脂分布均勻的霜降肉、五花肉及雞皮中脂肪含量高，本來打算攝取蛋白質，結果卻吃下更多的脂肪。牛肉及羊肉中含有人造奶油及起酥油中也含有的反式脂肪，因此最好不要攝取過量。

喜歡吃燒肉的人，比較容易淺眠？

根據博報堂生活綜合研究所調查顯示，三十到三十九歲男性中，烤肉是前三大喜愛料理與想增加睡眠時間比例，每年增減的幅度非常相似（圖十）。

由於燒烤較難獨自用餐，因此大多燒烤的場合，都是與親朋好友的聚會，常常一起吃到很晚；聚會的時間又經常集中在晚餐時段，消化不充分又導致淺眠。雖然這兩個可能的原因目前還沒有科學實證，但是這是個很有意思的參考數據。

魚肉及豆類富含優質蛋白質

以女學生為研究對象的報告指出，攝取較多魚類或豆類的人較少感

圖十　喜歡烤肉與睡眠時間關係圖（三十至三十九歲男性）

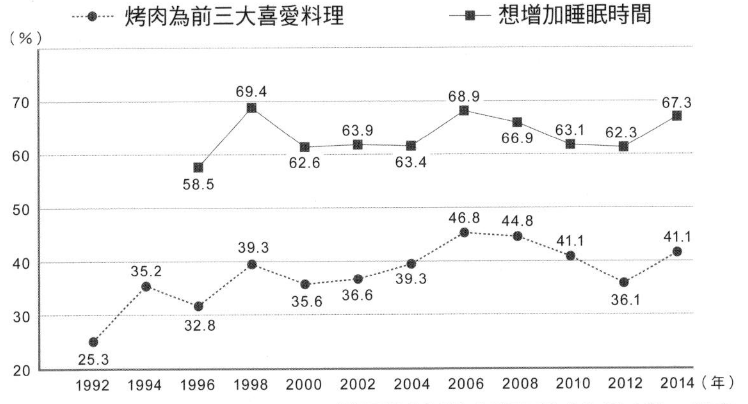

博報堂生活綜合研究所「生活定點」調查

到疲勞。**大豆中富含的異黃酮雖具有減少膽固醇與中性脂肪的作用，但需和大豆蛋白質一起攝取才能發揮此作用，所以比起食用異黃酮補充品，不如直接食用大豆製品會更好**。納豆及豆腐可直接食用，非常方便，因此建議可以每天食用。

大豆異黃酮是一種構造與雌激素相似的女性賀爾蒙，能幫助減緩更年期症狀及預防骨質疏鬆。除了大豆外，其他豆類也富含膳食纖維及抗氧化成分。綠豆及毛豆含有豐富的β-胡蘿蔔素及維他命B_1。黑豆、紅豆、腰豆則含有抗氧化成分花色素苷，不僅能預防眼睛疲勞，最近研究更指出有預防花粉症的效果。

乾燥狀態的豆類可能不好使用，但水煮製品即可方便攝取。日本的水煮豆類罐頭種類並不多，但國外品項豐富，選手出國時常會加在沙拉或湯裡食用。日本也有沙拉用豆類及水煮豆的調理包，可作為常備菜來食用。

09

烤肉

容易疲勞的人選擇

烤五花肉

精力滿點的人選擇

烤內臟

烤肉是很多人最愛食物排行榜中的前幾名，在運動員當中也和一般人一樣非常受歡迎。根據日本新聞網站 Mynavi news 調查顯示，烤肉中最喜歡的部位排名第一名為舌頭、第二名五花肉、第三名橫隔膜肉、第四名菲力、第五名沙朗。其中第一名的舌頭與第三的橫隔膜肉在分類上皆屬於內臟部位。

除了這些之外，內臟還包括肝臟、心臟、腎臟、瘤胃（第一胃）、重瓣胃（第三胃）、小腸、大腸、尾巴等等。和一般食用肉比起來，內臟的熱量較低，鐵質、錳、維他命B群含量會較高。

內臟富含鐵質

肝臟特別富含鐵質、鋅、銅、維他命 B_{12} 及葉酸，預防貧血除了鐵質之外，這些和造血相關的礦物質及維他命也不可或缺。將脂肪、蛋白質轉換為能量時所必須的維他命B_2及B_6含量也很多。**心臟、腎臟、重瓣胃（第三胃）富含鐵質，是低脂肪高蛋白質的部位，適合用來消除疲勞**。這些部位吃起來也極具口感咬勁，能防止食用過量。

內臟中最受歡迎的舌頭、橫隔膜，以及可說是內臟料理代表的小腸及大腸的脂肪含量偏多。人氣B級美食豬大腸雖然富含膠原蛋白，但脂肪含量也很高，因此需注意避免吃太多。食用時可搭配韓式拌菜、海帶芽湯、沙拉、烤蔬菜等配菜來補充膳食纖維，抑制脂肪吸收。南瓜、青椒、菠菜富含維他命C，可提升鐵質吸收率，能更有效地將內臟中的鐵質攝取至體內。

一般食用肉中最受歡迎的五花肉脂肪含量高，且口感軟嫩下飯，容易因此攝取進過多的熱量。除了五花肉之外，也可改點菲力或里肌肉等脂肪較少的紅肉，減少攝取過多熱量及脂肪的機會。**和油花分布均勻的高級和牛比起來，澳洲及美國牛肉等進口牛肉紅肉部分較多、脂肪較少，是推薦的替代選擇**。

10

發酵食品

容易疲勞的人

什麼發酵食品都吃

精力滿點的人

只選適合自己的發酵食品

日本人特有的腸內細菌

很多人應該都知道發酵食品能調整腸道機能，使腸內維持良好的健康狀態。但不同的發酵食品有些適合部分的人、有些則適合其他人，這點可能就比較少人注意了。最近早稻田大學及東京大學的合作研究團體分析了包含日本在內十二國的人體腸內細菌，結果指出健康的日本人體內含有較特殊的腸內細菌。

日本人的腸道環境比他國更為健康，富含能以高效率將碳水化合物轉換為營養素的腸內細菌，且含有較多適合消化紫菜、海帶芽等海藻類的菌種，反映日式飲食習慣。這些分析有助於解開為什麼日本人平均壽命較長且低肥胖率的原因。

雖然和飲食之間的關連性仍有待研究，但日本傳統的三菜一湯及發酵食品能受到注重健康的各國名流矚目也是可以想見的。前往國外超市時幾乎都可以看到亞洲食品區，龜甲萬醬油在很多地方都可以買得到。

此外，很多日本食品都直接以日語發音販賣，例如「tofu（豆腐）」、

「edamame（毛豆）」、「natto（納豆）」、「miso（味噌）」、「shiitake（香菇）」、「simeji（鴻喜菇）」、「enoki（金針菇）」、「daikon（白蘿蔔）」、「wakame（海帶芽）」、「konbu（昆布）」、「maccha（抹茶）」等等。在美國有機超市裡特別常看到當地人購買這些食品。

哪些是適合日本人的發酵食品？

說到發酵食品可能很多人馬上就會想到優格。但日本傳統飲食中其實也有很多發酵食品。例如味噌、醬油、味醂、醋、納豆、米糠醃菜、柴魚片等等。日本人體內有許多腸內細菌以含有膳食纖維的碳水化合物為餌食，再加上剛才提到的研究結果及長久歷史中培養下來的飲食習慣，這些都顯示出攝取日本自古以來的發酵食品才是最適合日本人的。最容易取得的味噌湯一碗即含有相當於一杯優格的乳酸菌，還能同時攝取到富含膳食纖維的海藻、蘑菇、蔬菜。

膳食纖維是乳酸菌的餌食，因此喝味噌湯可說是一石二鳥。醋漬蔬菜、米糠醃菜、灑滿柴魚片的燙青菜這些在日本熟食區都很常見，只要稍微用點心就能輕鬆調整腸內環境。此外也有熟壽司（narezushi）、米糠漬鯖魚（heshiko）、臭魚乾（kusaya）等特色地區發酵食品，有機會不妨可以嘗試看看。

海外也有很多發酵食品，例如泡菜、筍乾、魚露、椰果、醃漬鯷魚、醃黃瓜、德國酸菜等，大部分人也許多少都吃過其中幾樣。

食用優格也是不錯的方法，但每個人都有最適合自己腸內細菌的乳酸菌，因此可以多方嘗試各種食品，這樣更能找出適合自己腸道的乳酸菌。

11

DHA

容易疲勞的人
沒有吃魚習慣

精力滿點的人
專挑青背魚吃

DHA能提升腦力

一九八九年英國研究指出，日本小朋友智商較高的原因在於常吃魚的飲食習慣，因此青背魚中富含的二十二碳六烯酸（DHA）便開始受到了矚目。

DHA在腦部等神經組織中都有很高的含量，具有促進這些組織發育及維持機能的重要功效。DHA能使神經細胞的細胞膜變得柔軟，讓神經傳導更順暢，普遍認為其具有維持學習及認知機能的作用。

研究報告顯示，人隨著年紀增加，神經細胞的細胞膜會越趨硬化，神經細胞也會減少，使「即時記憶」、「注意力」、「短期記憶」這三種能力表現下降。

以高齡者為對象的美國研究在平均九點一年的長期追蹤後（最長十六年），發現血液中DHA濃度高的人失智症發生的機率較低。此外，讓健康的高齡者連續二十四週每天攝取DHA九百毫克後發現認知機能有改善的現象，可預期到攝取DHA能預防失智症產生。

另外ＤＨＡ還能增加血清素，降低不安及緊張的荷爾蒙含量，可緩和壓力、改善過敏症狀、預防因年紀產生的斑點，因此建議各位可以多加食用青背魚。理想的ＤＨＡ攝取量為一天一到一點二公克，大約是秋刀魚或竹筴魚一尾、鯖魚一片或沙丁魚兩尾左右的分量。

自己一個人住或不想費心烹調時，不妨善加利用罐頭來製作。味噌鯖魚或蒲燒秋刀魚、沙丁魚的罐頭都能直接食用，若搭配滑蛋及什錦飯的話不必調味即可享用。水煮鯖魚罐頭混合沙拉、三明治、義大利麵等西式料理也意外地對味。

容易疲勞的人
這樣吃

第2章

活力滿點的人
那樣吃

12

早餐

容易疲勞的人

不吃早餐

活力滿點的人

吃早餐搭配半熟蛋

早餐與生理時鐘的密切關係

雖然我們常聽到早餐對健康的重要性，但根據二〇一四年日本厚生勞動省調查結果顯示，沒有吃早餐的比例在二十至二十九歲男性及女性中分別佔了百分之三十七與百分之二十三點五的高比例。到三十至五十歲這個開始在意健康的年齡階段中，男女不吃早餐的比例也有百分之二十到三十及百分之十五左右。不管是想多睡那麼一分鐘或沒辦法馬上起來，還是為了梳妝打理就忙翻天的人，建議最好還是多少吃一點才能提升白天的表現。

不吃早餐會使大腦能量不足，還會造成發育期的孩子運動能力或成績低落。早餐不僅能解決大腦能量不足，更能調整體內的生理時鐘。

一天雖然二十四小時，但生理時鐘是二十四點五小時，因此會產生三十分鐘的差距。**要調整差距就必須吃早餐和沐浴在陽光下**。做到這兩項即可將生理時鐘切換至活動模式。早餐在起床後二小時內食用最能達到調整生理時鐘的效果。

如果不吃早餐，拖到下一餐的中午時間都還沒切換至活動模式的話，身體就會產生如時差般的症狀。生理時鐘如果一直處於延遲狀態，那身體就容易變成夜貓子體質，使就寢時間越來越晚，導致睡眠不足、疲勞更難以消除。

蛋白質能調整體內的生理時鐘！

調整生理時鐘的關鍵在於早餐吃了哪些東西。除了主要能量來源的米飯與麵包之外，**再搭配雞蛋、納豆、乳製品等食品攝取蛋白質能更加提升調整效果**。

其中雞蛋不僅能做生蛋拌飯，也能做成日式蛋捲或荷包蛋等早餐的經點菜色，我想應該有人每天都會吃吧。這些作法當然都沒問題，但在考量消化這方面上，我會推薦半熟的雞蛋。胃酸及胰液等消化液的分泌在傍晚最為旺盛，因此在消化液分泌不活絡的早上時段需攝取好消化的餐點，並記得細嚼慢嚥。

歐姆蛋或荷包蛋比起全熟的，半熟的更能減少消化時間。另外溫泉蛋也是不錯的選項。但在家自己做正式的溫泉蛋很費心力，因此到超市或便利商店購買就可以了。如果想自己做，可將蛋打在已放水的馬克杯中，用牙籤在蛋黃上戳洞後放入微波爐加熱約四十至五十秒，不道地溫泉蛋就大功告成啦。

要調整生理時鐘本來需要一定的早餐分量才能達成，但沒有吃早餐習慣的人不妨從香蕉、優格、麥片、牛奶、生蛋拌飯等好消化的東西開始慢慢培養。

若在超商買飯團的話，可以選擇鮭魚或鮪魚口味等能攝取到蛋白質的飯團。但光靠飯團中的料，蛋白質還是不夠，建議可以多加顆水煮蛋或杯裝豬肉蔬菜味噌湯、蛤蜊味噌湯等來搭配。

13

用餐間隔

容易疲勞的人 餐與餐間隔過長

活力滿點的人 適時補充進食

用餐間隔需控制在三小時以上，五小時以內

用餐間隔時間太長，容易引起血糖短時間內的激烈變化。

血糖值一般維持在七十至一百四十 mg/dl 的範圍，飯後雖會暫時上升，但兩到三小時候就會恢復原本的數值。

如果不吃早餐，等於前天晚餐到隔天午餐都沒有進食，拉長了兩餐之間的間隔。在空一大段時間後進食會使血糖急遽上升，讓體內分泌大量胰島素。由於胰島素具有降低血糖值的作用，因此不吃早餐，中午又吃下以碳水化合物為主的大碗蓋飯或麵類的話，血糖便會急遽下降，導致下午想睡或精神不濟。**血糖短時間內劇烈升降會造成集中力降低及精神不安定，因此盡可能保持血糖穩定很重要。**

最近媒體報導指出，Google 將血糖值納入ＫＰＩ（關鍵績效指標）的項目中，對員工實施各項的管理措施。在員工健康經營上將績效表現化為具體指標，真不愧是跨足全球的大企業。

用餐間隔控制在三小時以上、五小時以內，從早餐算起十二小時內結束一天的飲食有助於調整體內的生理時鐘。雖說如此，但很多情況下常無法照這個原則來用餐。例如中午十二點吃午餐，下午五點下班的話就間隔了五小時。此時如果再加班，晚餐時間就越拖越晚。這種情況我建議在中間吃一點零食。

兩餐之間安排好零食時間，減少疲勞產生

運動員一天所需的能量及營養素比普通人更多，因此比起吃零食，反而更接近補充三餐攝取不夠的能量及營養素的「補食」概念。

但一般人如果用運動員的「補食」概念會增加一天整體的能量攝取，容易造成肥胖及生活習慣病，因此**建議將一餐分成零點二餐＋零點八餐來進食**。

例如當天加班或下班後要去健身房等，像這樣晚餐一定會延遲的時候，可以

在下午四到五點時先吃一些飯團、麵包等含碳水化合物的零食。回家的晚餐選擇蔬菜或脂肪含量低的蛋白質菜色，可防止血糖上升過度、降低肥胖產生的機會。

而且在能量不足的狀態下去健身房健身只會分解掉肌肉，那花在運動上的精力就白費了。此外，運動後攝取蛋白質能促進肌肉合成，因此將晚餐分開食用還能增進運動效果。

人在血糖值開始下降時會感到有些空腹感，此時推薦食用堅果、優格及起司等食品。堅果需咀嚼咬碎，因此吃起來會更有滿足感。

核桃富含 Omega-3 脂肪酸「α-亞麻酸」，杏仁富含鐵質及鎂，腰果則含有許多維他命 E 及維他命 B_1。挑選非油炸、沒有用鹽調味的產品對健康更好。只要看上面的成分標示即可挑選自己想要的品項。堅果容易氧化，因此必須盡量選擇日期較新的製品。

起司及優格等乳製品中的鈣質有助於肌肉收縮及神經傳導，如果攝取不足容易導致肩頸酸痛及情緒焦躁。

日本人特別有攝取不足的傾向，因此可以多利用兩餐間隔來補充。補充的分量以一天所需能量的百分之十為基準，並選擇兩百大卡以內的食品。

適時補充進食雖然很好，但在血糖尚未完全降低前就東吃一點西吃一點，會形成長時間高血糖的狀態，使體內越趨糖化。晚上聚會持續飲酒，最後又來碗拉麵將促進脂肪合成，也會妨礙睡眠。因此請盡量事先決定好進食或飲酒的時間。

14

晚餐

容易疲勞的人

晚餐放縱大油大肉

活力滿點的人

晚餐選擇清淡富有膳食纖維料理

膳食纖維不足、脂肪及糖分過多會降低睡眠品質

睡眠在消除疲勞上非常重要，根據日本厚生勞動省二〇一四年「國民健康・營養調查」指出，最近一個月沒有透過睡眠得到充分休息的人有百分之二十，且有年年增加的趨勢。以年齡區分的話，四十至四十九歲佔據百分之二十八點七，是所有年齡層中最高的，表示將近三成的人覺得自己睡不好。

除了枕頭床墊等寢具之外，營養補充品、芳療、可穿戴裝置的睡眠時間管理app程式等，市面上有很多各式各樣幫助睡眠的產品。運動員中也有很多人極為講究睡眠，日本國家隊選手有符合每個人的不同床墊及枕頭，出國比賽時能幫助消除疲勞。飲食在良好睡眠品質上非常重要，但這點似乎還很少人注意到。

美國睡眠學會期刊指出，紐約州哥倫比亞大學及紐約肥胖營養研究中心報告顯示，**攝取較少膳食纖維、較多脂肪及糖分的人可能因此睡眠較淺，且品質不佳**。實驗中，攝取較多膳食纖維的人在同樣的睡眠時間中有更多的深層睡眠，攝

取較多脂肪者則較少。糖分攝取量高的人在途中醒來的次數比較多。導致此結果的原因尚未明瞭，但我認為飲食中過多的脂肪造成消化負擔是主因之一。

為了良好的睡眠，晚餐請選擇脂肪少的餐點食物，容易消耗能量的午餐時段則選擇分量稍多的餐點。想吃油炸食品等脂肪多的食物時就安排在中午吃吧。

助你好眠——晚餐吃什麼？什麼時候吃？

研究報告指出，**壓力及睡眠不足會消耗礦物質「鎂」，也會影響生理時鐘的調節**。鎂在大豆製品、海藻類、海鮮類、青菜、芝麻等食品中都有很高的含量。

此外，也有研究指出鉀有幫助防止半夜醒來的功效。萵苣、菠菜、小松菜等葉菜類，或香蕉、哈密瓜、奇異果等水果，以及竹筍、羊栖菜、杏仁等食物都富含鉀。**鉀在水中加熱容易流失，因此建議可以生食或注意不要加熱過度**。

日式料理更容易吃到富含鎂及鉀，且脂肪糖分含量更少的餐點。比起用醬油砂糖調味的燉煮菜色或煮魚，晚餐的日式料理建議選擇味道清淡、迅速煮好的品項，或鹽烤魚及嫩煎快炒料理、燙青菜、冷豆腐等幾乎不使用味醂或砂糖的料理比較好。米飯若搭配竹筍、綠豆、海帶芽等還可抑制醣質的分量。

晚餐的食用時間也很重要。超過晚上九點，特別是十點過後才吃容易造成生理時鐘混亂。沒辦法準時吃晚餐的話可以分開食用，不得已拖到很晚才能吃時，盡量減少容易增進脂肪及血糖值的白米、白麵包及烏龍麵等精製穀類或較甜的菜色。麩胺酸能抑制大腦不要吃下過量食物，因此飲用味噌湯可以使胃腸緩和下來，讓人即使很晚也不會吃太多。比起最後來碗拉麵，我更推薦來碗味噌湯。

日本厚生勞動省二〇一四年發表了「促進健康睡眠指針」，提醒民眾注意酒精及咖啡因的攝取方式。酒精雖能暫時性促進入眠效果，但會增加中途醒來的次數、造成淺眠狀態，無法獲得熟睡感，因此建議睡前不要喝酒。**酒精有放鬆及消除壓力的效果，適量飲用並不是壞事，但最好在就寢三小時前飲用完畢。**

咖啡因會妨礙入眠、使睡眠變淺，因此就寢前三到四小時請避免攝取。另外，香菸中的尼古丁也有醒腦作用，所以睡前最好不要吸菸。

「睡眠不佳」與「食慾爆發」緊密相依

剛才提到的研究指出，若想要有深層的睡眠，晚餐就必須盡量避免脂肪、缺少膳食纖維的碳水化合物或醣類。別的研究則發現人如果在睡眠不足的狀態就會想吃脂肪較多的食物。

這項研究調查顯示，健康的十四名成人在睡眠不足及睡眠足夠的狀態中，血液中的 2-AG 濃度（內源性大麻素：促進食慾及脂肪囤積的物質）、空腹感、食慾、進食內容會產生變化。睡眠不足時，本來應該在白天到下午上升、夜間下降的血液 2-AG 濃度卻在傍晚到深夜上升，進食內容和睡眠足夠時比起來，會攝取兩倍以上脂肪較多的食品，即使正餐攝取到足夠的能量還是會忍不住想吃點心、糖果餅乾等零食。

雖然之間的因果關係仍不明確，但研究認為**充足睡眠可能可以抑制過度食慾及不健康的飲食**。

脂肪及糖分高的飲食↓睡眠不足↓攝取更高脂肪、高熱量的食物↓睡眠不足……為了防止這種惡性循環，首先不妨試著從飲食下手，想吃零食或多吃一點的時候就透過運動、泡澡、刷牙、喝水等替代行動斷絕這個惡性迴圈。

15

疲累時

容易疲勞的人選擇

加糖咖啡

活力滿點的人選擇

黑咖啡或豆乳歐蕾

「累了就喝甜的」將引發低血糖症狀

「容易焦躁」、「愛生氣」、「心情容易低落」、「沒有動力」、「情緒平復不下來」、「總是感到疲憊無力」這些情況每個人多少都會出現。越常喝加了大把砂糖的咖啡、紅茶或罐裝咖啡、果汁的人更容易出現上述症狀。

之前提到過，吃甜食血糖值會急遽上升，此時身體會分泌大量胰島素來降低血糖值。**血糖值下降過度時，能提升血糖值的荷爾蒙便開始發揮作用。這個荷爾蒙會引發焦躁及心情浮動的狀態**。血糖值下降過度的情形我們稱為低血糖症。

累的時候想吃甜的，這是因為大腦能量不足的關係。但每次疲累時都吃甜的會使血糖值在短時間內劇烈變化，容易引發低血糖症。習慣邊工作邊喝砂糖含量高的罐裝咖啡或紅茶的人，最好改用黑咖啡、茶葉、茶包或礦泉水替代。除了甜飲之外，碳水化合物含量高的食物單點一道就吃得很飽也是大家常犯的錯誤，這也會促使血糖值急遽下降。

另外，下班後喝一杯也要小心。空腹時攝取酒精也容易引起低血糖。但脂肪含量高的下酒菜會造成胰臟的負擔。除了胰島素外，胰臟也會分泌能分解脂肪的消化液，兩方同時分泌是導致胰臟炎的原因之一。舉例來說，常喝啤酒配炸雞、薯條、披薩的人就要多加注意。可以把炸雞、薯條分別換成烤雞串跟馬鈴薯沙拉或馬鈴薯燉肉，盡量避免所有菜色都含有大量的脂肪。

年輕女性「葡萄糖耐受不良」的情況越來越多

頻繁感覺情緒焦躁或沮喪無力的人有可能罹患了憂鬱症、焦慮症、慢性疲勞症候群等精神疾病。這些精神疾病與環境、遺傳、心理等主要因素之間有複雜的關係，而生活習慣及飲食也是原因之一。

糖尿病即是因生活習慣及飲食所導致的疾病之一。憂鬱症患者當中，很多人有糖尿病以及被稱為糖尿病預備軍的「葡萄糖耐受不良（還不屬於糖尿病，但血糖值比正常還高的狀態）」症狀。

一般認為只有體重過重才會罹患糖尿病，但最近纖瘦的年輕女性卻有越來越多葡萄糖耐受不良的症狀。推測是因一天的飲食極度少量，持續在碳水化合物攝取量不足的狀態將減少胰島素分泌，一遇到急遽的糖分攝取身體便無法應付。

極端的醣質限制不只會造成疲勞及情緒不安定，還會提高罹患糖尿病的風險。糖尿病是一旦罹患就無法完全治癒的疾病。為了不要事後才後悔莫及，請確實吃飯，避免極端限制飲食。

鐵分不足會引發情緒焦躁

莫名感覺全身無力或精神不集中，除了低血糖之外，也有可能是貧血。

貧血代表血液中的血紅素濃度偏低，男性不到十四 g/dl、女性不到十二 g/dl 即為貧血。血紅素具有將氧運送到身體組織的功用，如果濃度不足會導致體內缺氧，引發頭痛、肩膀酸痛、頭暈、無力等症狀。

即使健康檢查沒出現過貧血診斷的人也要注意。在血紅素濃度不足前，體內儲存鐵質的鐵蛋白會先減少。鐵蛋白減少後血紅素濃度才會下降，因此被診斷為貧血時，代表體內鐵質已經是極度不足的狀態了。鐵蛋白數值偏低的人屬於「潛在性貧血」，三人中兩人就有此種情形。以九州市役所員工為對象的調查顯示，有憂鬱症狀的男性中，很多人都有鐵蛋白數值偏低的情形。

導致貧血的主要原因是鐵分攝取不足。富含鐵質的食品除了大家都知道的肝臟之外，蛤蜊、牡蠣、血蛤等貝類，以及牛肉、鮪魚、鰹魚等紅肉、魚類，或菠菜、小松菜、香菜等黃綠色蔬菜，芝麻、黑木耳等海藻類也還有豐富的鐵質。

咖啡或紅茶的咖啡因會阻礙鐵質吸收，因此有貧血可能的人需避免餐後立刻飲用，應在兩至三小時候再喝。如果改喝加豆漿的豆乳歐蕾，不僅可以攝取到豆漿的鐵分，還能減少咖啡的含量，降低咖啡因攝取。

小心不要吃下過量的鐵質補充品

也有人為了預防貧血而食用鐵質補充品，但鐵質攝取過多會導致體內產生活性氧，促成氧化壓力、動脈硬化，提高罹患糖尿病及癌症的風險。容易感到疲勞焦躁的人，建議先從食物開始補充鐵質。

此外，被稱為快樂荷爾蒙的血清素，以及葉酸、鋅、鎂、維他命D等營養素不足也和憂鬱病狀有關係。色胺酸是構成血清素的成分，攝取含有大量色胺酸的蛋白質食品，以及含有豐富葉酸、鎂、鋅的黃綠色蔬菜及海藻類非常重要。

吃太多油炸零食或加工食品會阻礙鋅或鎂等礦物質的吸收。使用加工食品時，不妨搭配加了海帶芽的味噌湯、醋泡水雲（褐藻）、海藻根、海菜等方便攝取的海藻類，或搭配沙拉、燙青菜也不錯。

16

IN-OUT

容易疲勞的人

只關注吃什麼進去？

活力滿點的人

留意排了什麼出來？

即使是每天飲食均衡、注重健康的人，其中也有很多人對身體排出去的東西不甚關心。我們吃下的食物會在體內被消化吸收，並使用吸收的營養素來製造能量及身體所需物質，再把不要的東西排出體外。也就是說，如果身體無法好好利用吃下去的食物，那就會陷入等同於營養不足的狀態。想打造出能善加利用食物的身體，好的消化吸收能力很重要。

健康的排便

透過排便狀態可以確認身體是否有徹底消化吸收食物。我們可以從顏色、大小及味道來判斷排便的健康狀態。

食物徹底消化吸收的健康排便會呈現柔軟的香蕉狀一到兩根左右，顏色金黃、不太有臭味，輕輕浮在水面上。相反的，狀況不好的排便堅硬細長、一顆顆圓圓的，量很少，顏色偏深黑茶色且有臭味。而水分太多呈散狀的便也不健康。

食物吃進去再消化排泄出來需要十二到四十八小時。食物需先在嘴巴中仔細咀嚼，咀嚼時分泌的唾液中含有能分解部分醣質的酵素。胃分泌的胃酸能分解部分蛋白質，十二指腸中透過胰臟分泌的胰液分解醣質、蛋白質、脂肪後繼續送往小腸。透過小腸的腸液分解大部分的營養素後，小腸便會吸收這些分解後的物質。小腸沒有徹底吸收完畢的營養素及膳食纖維會被大腸內的細菌發酵分解，並和水分一起被吸收。剩下的食物殘渣及水分、腸內細菌會變成糞便排泄出來。

消化吸收分成像這樣好幾個過程，如果其中某個消化器官出問題時，某些必要營養素可能就會出現吸收不完全的情況。

幫助消化的三大細菌

小腸及大腸狀況不佳時特別容易出現不健康的排便。**腸內細菌可大致分為「好菌（善玉菌）」、「壞菌（惡玉菌）」、「中間菌（日和見菌）」三種，只要這些細菌均衡發揮作用即可保持腸道健康**。

乳酸菌及比菲德氏菌等代表性的好菌可以抑制壞菌、提高免疫力、協助體內合成維他命。壞菌會分解食物殘渣的蛋白質，在促進好菌發揮作用上不可或缺，但太多會使腸道狀況變差、降低免疫力。

中間菌是看好菌、壞菌哪方勢力大就往那邊轉變的菌種，因此作用有好有壞。想促進腸內好菌活化，就必須攝取乳酸菌及比菲德氏菌這些好菌。除了優格之外，納豆、味噌、米糠漬蔬菜等發酵食品也能攝取到。

此外，同時攝取膳食纖維及寡醣也能提升好菌的作用。膳食纖維可以從穀類、蔬菜、蘑菇、海藻類中大量攝取。寡糖並非特別的物質，在洋蔥、蘆筍、牛蒡、豆類、香蕉等蔬菜水果，或蜂蜜、牛奶、優格、味噌、醬油中都含有。

另外，緊張或壓力也會降低胃腸功能，喝太多水或喝不夠也對身體不好。如果消化的第一步「咀嚼」就疏忽偷懶的話，之後的消化吸收效果就不好，導致餐點明明很均衡健康，但身體狀況卻仍然不是很好。

我也常告訴選手「務必從身體排出去的東西來確認食物是否有被徹底消化利用」。消化不完全時必須想想飲食及生活習慣是否出了問題，並盡早處理，以免身體狀況失調無法繼續嚴格的訓練。排便是身體傳送出來的訊號。透過這些訊號重新檢視自己的生活習慣是非常重要的。

17
用餐速度

容易疲勞的人
狼吞虎嚥

活力滿點的人
細嚼慢嚥

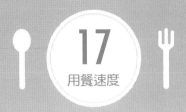

日本咀嚼學會指出，二次大戰前一餐的咀嚼次數是一千五百下，戰後為六百二十下，減少將近百分之六十，咀嚼時間也跟著一併減少。食品加工技術進步，使飲食習慣變化及用餐時間減少，加上大眾開始傾向於不太需要咀嚼也能吃下去的食品或脂肪較多的餐點，可能是導致此現象的原因。

咀嚼能帶來非常多的好處，主要效果有以下八種。

防止肥胖

仔細咀嚼能使腦部刺激中樞及交感神經，促進脂肪細胞分泌可以抑制食慾的荷爾蒙「瘦蛋白」。所以**認真咀嚼可以控制食慾，使身體更容易獲得飽足感**。

美國研究的一項實驗中，發現若比平常增加一點五至兩倍的咀嚼次數來食用午餐的披薩，只需平常九成的分量即可感到飽足。實驗大部分的參加者只要增加咀嚼次數及用餐時間，即使攝取量減少也能得到飽足感。

吃飯時，胃的信號傳達到大腦的飽食中樞需要約二十分鐘，因此進餐時請從第一口就開始認真咀嚼吧。在享受食物香味及顏色的同時，注意不要一口塞太多，更別狼吞虎嚥，請慢慢地用心咀嚼品嘗食物。

促進味覺感知

細嚼慢嚥能使食物的味道溶在唾液中，並傳遞給味覺接收器味蕾。而唾液中的成分也有保護及再生味蕾的功效，如果唾液量減少會降低味覺感知。

某大學對新生進行的味覺調查顯示，將近百分之二十五的學生疑似有味覺障礙。在調查飲食習慣後，發現這些學生具有不吃早餐、常吃垃圾食物或速食的共同點。原因可能是較常食用不用仔細咀嚼的柔軟食物，以及減少三餐次數將使唾液分泌量降低，因此無法攝取到能形成味覺細胞的營養素。**重鹹重甜才能感到滿足的人需要特別注意，可能是咀嚼次數太少導致降低味覺感知。**

使咬字發音清晰

仔細咀嚼能訓練臉部肌肉，使發音變得清晰明確，也能促進表情肌肉發達，讓臉部表情豐富，看起來變得更加年輕亮麗。

此外，唾液中含有的荷爾蒙能修復及促進皮膚、頭髮細胞成長。女性時尚雜誌常會介紹很多抗老化方式，例如訓練表情肌肉的運動以及相關道具還有化妝品等等，但只要每天認真咀嚼，不使用那些道具也能達成一定效果。

活化腦部

細嚼慢嚥能活化腦細胞，提升記憶力及學習效果。特別是高齡者能透過仔細咀嚼來防止因年紀造成的學習效果衰退，所以最好多食用需要咀嚼的餐點。**咀嚼也可改善壓力造成的記憶力衰退，抑制過剩的內分泌反應、減輕壓力。**

預防蛀牙及牙周病

細嚼慢嚥能促進唾液的分泌。唾液含有的酵素及蛋白質能提升免疫作用，還具有殺菌及抗病毒的功效。唾液能保護琺瑯質，所以也能預防蛀牙發生。

預防癌症

唾液中的酵素能消除食品中含有的致癌物質所生成的活性酵素，因此有助於預防癌症及動脈硬化、糖尿病等生活習慣病。此外，唾液也能使食物過敏的過敏原產生變化，讓身體能適應過敏原。

攝取柔軟的食物或液體將減低免疫細胞的活性，影響「免疫抑制」的荷爾蒙分泌，因此攝取柔軟食物或營養補充劑可能會造成免疫機能下降。實際研究顯示，高齡者的**咀嚼能力增強後，免疫力也會跟著上升，所以仔細咀嚼不僅能預防癌症，也能預防感冒及疲勞產生**。

促進胃腸消化作用

仔細咀嚼磨碎食物可以減少胃腸的負擔。除了分泌含有消化酵素的唾液之外，仔細咀嚼也能促進胃腸消化液的分泌。若不認真咀嚼，讓食物突然吞進胃腸裡，這樣會造成胃腸很大的負擔。

使全身活力充沛

用餐時確實咀嚼能讓全身產生力量，提升體力及運動能力。

橄欖球或拳擊等會產生身體接觸的競技項目中，常可以看到運動員配戴護齒套，除了預防受傷外，**確實咬合牙齒還能發揮力量、提高集中力**。運動員在比賽時有時常會用力過度而使牙齒折斷掉落，所以即使像田徑或游泳等不會產生身體接觸的運動項目中也有很多選手會配戴護齒套。

長期攝取柔軟的食物可能會減少肌肉分量並影響運動能力。高齡者當中，認真咀嚼的人平衡感及握力都比較好，因此想要有健康身體的話，除了在健身房努力訓練肌肉之外，每天三餐仔細咀嚼也有助於提升肌力。

18

用餐時間點

容易疲勞的人

什麼時間都可以吃

活力滿點的人

選擇適合的時間吃

吃什麼很重要，但掌握「什麼時候吃」的正確時機能使飲食生活更健康。

最近有越來越多人開始注重「時間營養學」的概念，除了吃什麼之外，用餐時間、順序、速度也都會對健康造成很大的影響。在體育界當中，訓練及營養補給的時機一直都非常受到重視。舉例來說，在做完高強度重量訓練後三十分鐘以內攝取蛋白質及碳水化合物能增加肌肉量，但若兩小時之後才攝取相同分量的蛋白質及碳水化合物則不會有增加肌肉的效果。因此運動員在訓練後會盡早用餐，無法用餐時則利用其他食物或蛋白質補充劑，不會錯過增加肌肉量的大好時機。

早上血糖容易上升，因此食用順序很重要

三餐當中，最重要的用餐時間就是「早餐」。

早餐能調整生理時鐘、提高體溫，並補充能量使身體做好開始一天的準備。

跳過早餐直接吃午餐的話，身體會將午餐視為早餐，生理時鐘就會延遲。研究報告指出，**生理時鐘一天慢四小時的情況持續四星期就會形成糖尿病前期的狀態**，恢復正常作息即可變回原本的正常狀況。早餐同時攝取碳水化合物及蛋白質這兩種能量來源，對調節生理時鐘而言非常重要，而食用的順序也必須多加注意。

早餐是一天中血糖值最容易大幅上升的時間，為了避免血糖急遽上升，必須依照順序，從富含膳食纖維的蔬菜、蘑菇、海藻類開始，接著才攝取碳水化合物及蛋白質。所以請先食用蔬菜料理或飲用湯品開始，然後才吃蛋類及魚類、肉類的菜色，以及米飯、麵包等穀類。

年輕女性之間流行的蔬菜冰沙其實會使用到大量的水果，因此必須小心注意，以免血糖上升過度。此外，只喝蔬菜冰沙會造成能量或蛋白質不足，建議與蛋類或乳製品一起食用，最好是用完餐後再當飲料飲用。

「早中晚」三餐與「中晚、深夜」三餐的差別

早餐與晚餐的熱量分配如果相同或早餐比較多的話，就不容易發胖，生理時鐘也不容易出現混亂。

圖十一是男女一天理想的三餐分配。**三餐的理想能量分配比例為「二比一比一」**，但有時要闔家一起吃飯、有時要和朋友開心吃一餐，有時又有工作上的應酬，因此現實中可能很難減少晚餐的分量。無法達成理想分配比例的話，至少達到「三比三比四」的標準，晚餐盡量選擇脂肪少的食物並克制熱量攝取。

深夜吃東西是最不健康的。

用餐時身體會產生「飲食誘導性熱代謝（ＤＩＴ反應）」。很多人吃完飯後會感到身體暖呼呼的，這是因為用完餐後身體會發生消耗能量的現象。有實驗研究指出，用餐時間不同將造成ＤＩＴ反應產生變化。

一餐五百大卡「早中晚」吃跟「中晚、深夜」吃的兩組對象中，雖然一天攝

圖十一　一天的理想三餐分配

此圖以有上班上學或做家事等較常活動身體的人為基準。餐點為利用便利超商或超市熟食、外食都可做到接近的菜色。

	男性 2500 大卡	女性 2000 大卡
早餐	・白飯 180～200g ・溫泉蛋 1 顆、納豆 1 包 ・芝麻拌菠菜 ・迷你番茄 3 顆 ・蘑菇青蔥味噌湯 ・香蕉 1 根 680 大卡	・白飯 150～160g ・溫泉蛋 1 顆、納豆 1 包 ・芝麻拌菠菜 ・迷你番茄 3 顆 ・蘑菇青蔥味噌湯 ・奇異果 1/2 顆 570 大卡
午餐	・炸豬排蓋飯 白飯 200g 炸豬排 3 塊 ・沙拉 ・海帶芽味噌湯 750 大卡	・番茄海鮮義大利麵 （麵 70g、海鮮類） ・沙拉 ・清湯 600 大卡
晚餐	・白飯 180～200g ・鹽烤秋刀魚 1 尾 ・冷豆腐（灑滿蔥花等配料）1/6 塊 ・煮蘿蔔乾 ・蔬菜豬肉味噌湯 800 大卡	・白飯 150～160g ・照燒雞肉 100g ・煮南瓜 3 塊 ・蘿蔔乾醋漬蔬菜 ・豆腐海帶芽味噌湯 700 大卡
補充餐點	・優格 100 大卡 ・啤酒 350ml 140 大卡	・優格 100 大卡

取的熱量相同，但「早中晚」組的DIT反應會比「中晚、深夜」組高將近四倍。雖然無法透過一天的實驗就看出體重變化，但依據一天的DIT反應差別來計算，一年後深夜組將多出零點六公斤的體脂肪。

此外，深夜十點到凌晨兩點的時段中，合成脂肪的蛋白質「BMAL1」會比白天多二十倍，使餐點中百分之七十五的能量都轉變為脂肪。脂肪多的餐點或甜點甜飲盡可能白天食用比較不容易變胖。而酒後忍不住想來碗拉麵或茶泡飯的人最好盡可能戒掉這個習慣。

傍晚鹽分排出量會升高

吃早餐很重要，但必須注意不要在早餐時攝取過多的鹽分。

攝取過多食鹽是造成高血壓的原因之一。血壓在白天活動時間時比較高，夜晚則會降低，早上時血壓特別容易上升，起床後的幾個小時內有時會發生「清晨高血壓」的短暫高血壓狀態。因此，高血壓患者如果早餐攝取過多鹽分容易在一大早誘發心肌梗塞或狹心症發生。

車站附近的立食蕎麥麵店、速食店在早上通勤時段往往都很熱鬧，但一碗蕎麥麵或烏龍麵連湯喝下就包含了四到五公克的食鹽。牛肉蓋飯一碗約為二點五到三公克，漢堡及薯條等速食也有兩到三公克，所以高血壓的人最好不要每天早上都吃這類型的餐點。避免攝取過多的鹽分。

在吃這些餐點時，不妨搭配含有鉀的生菜或水果，可以幫助排出鹽分。例如便利商店中販售的蔬菜棒、切好的現成水果、不添加食鹽的番茄汁等等都能很方便地買到。現切水果中特別推薦富含膳食纖維又低熱量的蘋果。攝取蔬果的同時再多補充水分，更可幫助體內鹽分和尿液一起排出去。

此外，牛奶中的蛋白質能抑制血壓上升，有高血壓的人早上可以多喝牛奶。

下午四點到晚上八點血壓較低的時段中，腎臟裡對鈉離子進行再吸收的「醛

固酮」濃度會降低，因此鹽分排泄量也會增加。正在治療高血壓，必須採用減鹽飲食的人可以在早餐及午餐吃較清淡的餐點，晚餐時才食用調味較濃的料理，減輕鹽分限制的壓力。日本人早上必喝的味噌湯也常聽到有人說鹽分含量很高，但和蕎麥麵或烏龍麵比起來少很多，一碗約為一到一點二公克左右。

味噌中含有的蛋白質有降低血壓的作用，只要搭配其他鹽分較少的菜色或使用減鹽醬油，即使吃日式套餐也能控制食鹽攝取量。

高血壓是日本罹患人數最多的生活習慣病，即使正常血壓的人也需要從日常中減鹽預防高血壓。因此日本厚生勞動省便設定一天的鹽分攝取目標量為男性八公克以下，女性七公克以下。拉麵或義大利麵等麵類，以及咖哩飯、蓋飯類整體來說鹽分含量較高，即使沒有高血壓也最好不要太頻繁食用。

最佳運動時間

想要有健康的身體就必須運動，而運動也有其最適合的時間點。**傍晚是肺活量、肌力、最大攝氧量的最高點，比起早上，傍晚運動效果更好，且更能促進脂肪代謝**。也就是說，傍晚運動減肥效果比較好。午餐如果不小心吃太多，回家前不妨到健身房或多走一點路，可以有效預防肥胖。

但這也不是說上班前健走或慢跑就沒有用。上班前運動一樣能消耗熱量、防止體重增加。沐浴在早晨的陽光下還能增進調整生理時鐘的效果。

此外，運動能促進腦內啡分泌，使大腦活躍、提升集中力。分泌腦內啡及運動後的代謝增加需要一定強度的運動才會發生，但生活習慣病潛在病患容易因為高強度運動而導致運動中血壓上升，繼而造成心肌梗塞或腦梗塞。因此請不要過度提升運動強度，也不必侷限在早上運動，記得隨時多加活動身體。

19

用餐過程

容易疲勞的人

匆忙解決一餐

活力滿點的人

享受用餐過程

你能回想起昨天吃過的餐點嗎？還是連今天早上跟午餐吃了什麼都想不起來呢？有人可能會說「工作很忙沒時間吃飯」或「一個人住不好開伙」。

即使知道吃下去的東西會形成身體的一部份並維持身體健康，但為什麼總是把時間優先花在工作及興趣娛樂上呢？在思考工作及興趣娛樂的目的後，我認為是因為這些活動最終和「幸福地生活」有所關連。

飲食的兩大功用

再次思考「我們為什麼要吃東西」，可以知道飲食大致含有兩種功用。

第一，維持並增進健康、預防生病，均衡補充治療身體時必須的營養素。這是營養學上的功用。第二，滿足飲食習慣及飲食文化、獲得享受美食的心靈充實感、幫助形成人際溝通關係等ＱＯＬ及社會性的提升（ＱＯＬ：Quality of life 生活品質，評估一個人生活是否合乎一般水準或活得具有個人風格，對人生是否感到幸福的衡量概念）。

無論餐點多麼營養滿分，如果口味不合或外觀不甚好看的話應該也很難湧起食慾。不論別人說有多好吃，和自己一個人吃比起來，還是跟好朋友或家人一起享用更美味。因此上述兩種功用的平衡非常重要。

把工作或娛樂擺第一，三餐隨意亂吃的話，身心都會慢慢產生疲勞。如果因此無法認真工作，或累到沒體力享受興趣活動，那就本末倒置了。以長遠目光來看，培養注重吃飯時間的習慣才能打造出不易疲累的身體。

運動員也會因為整天的訓練而陷入疲憊當中，但一到吃飯時間就會開心的看著菜單，「今天吃咖哩飯！」、「明天不知道會是什麼菜？」像這樣期待雀躍地挑選餐點。吃飯時則會熱絡地談天說地，充分享受放鬆的時光。

運動員的餐點基本上都必須以訓練活動為基準來設定營養均衡及分量控制，有時可能會增量或減量，有時菜色不全都是自己喜歡的。即便如此，還是要從限制的選項中挑出最喜歡的好好享用。越能在國際賽事中長期擁有亮眼表現的運動員，越常滿心歡喜地享受每天的飲食。

享受吃飯時的悠閒時光

想要享受吃飯時間第一步不妨從「我要開動了」及「多謝款待」開始。

「我要開動了（i ta da ki ma su）」這句話不只是感謝化做食物的自然生命們。從事農漁畜產業的人，以及運送食材的流通業者，還有調理食材等等，食物在送到餐桌前經過了無數人的手中。「我要開動了」這句話即包含了對以上所有人的感謝之意。「多謝款待（go chi so u sa ma）」在日文漢字中寫作「御馳走様」。「馳走」是四處奔跑的意思，代表為了端出餐點而到處忙碌奔波的樣子。「様」則是對辛苦為我們準備食物的人表達感謝。因此才會在飯後說出「多謝款待」這句話。

我常看到許多頂尖運動員一個人吃飯時也會合掌對著餐點說這兩句話。他們在這樣微小的場合中也能心懷感謝，將許多人的心血化為自身的力量，使心靈及身體都變得越來越堅強。

如果沒有時間仔細品嘗食物，也至少在吞下去之前花十秒嗅聞味道、觀察顏色、形狀後再挾入口中。接著，只有第一口也好，請仔細品嘗、思考食材的味道，說不定能因此注意到以往未曾發現的感受。像這樣培養尋找新發現的習慣在工作或興趣上也是一項能通用的能力。

注重吃飯的時光能幫助我們重新找回心靈的充裕及冷靜。偶爾和別人一起吃飯、享受談天的過程也很重要。津津有味地開心享受餐點能提高消化吸收能力，這對心靈及身體都是不可或缺的。

20

骨骼

容易疲勞的人

防曬過度徹底

活力滿點的人

適當地享受陽光

曬日光浴可以合成維他命

日本氣象廳指出，紫外線量從一九九〇年代初期開始觀測以來，有逐年增加的傾向。接觸過多紫外線，短期內可能會造成皮膚曬傷或角膜受損、免疫力下降，長期累積下來可能形成皺紋、斑點、白內障、皮膚癌等健康上的影響。

特別注重防曬的女性從防曬乳液、太陽眼鏡、帽子到手套等，很多人的防曬措施做得非常萬無一失。但各位知道紫外線能夠合成是維他命D嗎？

和男性比起來，女性在停經之後罹患骨質疏鬆症的機率會更高。**為了預防骨質疏鬆症，除了攝取形成骨骼的鈣質之外，幫助鈣質吸收附著的維他命D也是不可或缺的**。最近更發現到維他命D不只能使骨骼健全，還可預防憂鬱症、女性的排卵異常、糖尿病、流感、花粉症等過敏病狀。

但日本骨質疏鬆症學會表示，日本女性可能有半數都維他命D不足，日本骨代謝學會也指出百分之七十至八十的日本人可能都有維他命D不足的情形。

剛剛提到過，照射紫外線可以使體內合成維他命D。

根據日本國立環境研究所與東京家政大學的研究團隊計算顯示，在露出臉部及雙手手背的條件下，想透過日光浴體內合成一個成人能有健康生活所需的維他命D，其時間條件如下：冬天十二月晴天正午的札幌、筑波、那霸分別需要一百三十九、四十一、十四分鐘；七月正午則為八、六、五分鐘。

因此像冬季的日本北方地區特別需要積極曬日光浴維持健康，並補充維他命D。此外，女性在冬天如果防曬過度可能會對健康造成不好的影響，因此防曬措施請不要做得太過頭了。

含有維他命D的食品

平常很少有機會曬太陽的人建議從食物中來攝取維他命D。但除了魚類、菇類之外，能補充到維他命D的食品很少，穀類及蔬菜幾乎不含這項成分。

而含量特別高的就屬黑木耳了。黑木耳可以涼拌或熱炒，也可放入湯裡食用，是很方便調理的食材，冬天時不妨多多利用。

但凡事都不能做過頭。如果攝取太多維他命D，會使鈣質容易附著在血管內壁及內臟上，是導致身體不適的原因。適量曬一下日光浴，偶爾補充魚類、菇類即可攝取到足夠的必要量。

瘦不下來的人吃這些

第3章

不易發胖的人吃那些

21

節食

瘦不下來的人

只靠吃／不吃單一食品控制飲食

不易發胖的人

均衡飲食是基本

單一飲食減肥法為什麼無法持續

坊間有各種形形色色、數不完的減重方法；其中像利用蘋果、克菲爾優格或蛋白飲品的減肥法，以及醣質限制等只吃某樣食品，或不吃某種特定食品的極端飲食減肥方式。雖然能暫時減少體重，但這些方法多半會復胖，體重甚至可能還比之前更為增加。執行起來也很容易感到辛苦，失去原先飲食的快樂。

○○減肥法等，這種前年流行起來的各式減肥風潮，很多到今年就變成「咦？那個減肥方式最近怎麼都沒聽到了？」。之所以會這樣，理由在於**光靠單一飲食有時會吃膩或造成健康損害，如此一來自然無法長期維持下去**。

Diet 常被用來表示減重，但英文原意是指「日常的飲食或飲食習慣」。每天的飲食如果無法長期維持那就沒有意義了。我也常和選手們說，不可能今天做了訓練明天就突然速度變快或突破某項技能，飲食也是一樣的，不會今天吃了明天就出現劇烈變化，而是每天逐步累積，有一天才突然感覺到自己的變化。

減重至少需要三個月

就算一整個禮拜大吃特吃，大部分的人應該都不覺得會突然增胖到十公斤，但不可思議的是，如果說到「一個禮拜讓你瘦十公斤」卻很多人會輕易地相信。

體脂肪一公斤換算成熱量為七千兩百大卡，不管增肥或減重都是一樣的。舉例來說，如果想在一星期內增加十公斤體脂肪的話，假設本來一天攝取兩千大卡，那每天就必須吃進一萬兩千大卡才有可能達成。在里約奧運也有活躍表現，而且擁有世界紀錄級的二十三個生涯金牌總數，游泳選手麥可・菲爾普斯一天攝取的熱量大概就有這麼多。日本國家游泳選手最多也就四千五百到五千大卡左右，因此一萬兩千大卡是一般人做不到的。

相反的，想在一星期內減少十公斤體脂肪，那一天就必須消耗掉八千三百大卡的熱量。全程馬拉松（四十二公里）一趟約可消耗兩千五百大卡，但一天跑三趟半實在不太可能。

那為什麼〇〇減肥法這種單一飲食減重法能成功瘦下十公斤呢？因為減掉的不是脂肪，而是體內的水分及肌肉、骨骼等身體組織。

單一飲食減重法很難長期維持，在減了十公斤後恢復原本的飲食方法，或因為忍耐很久反而開始狂吃，導致最後還是復胖回來。復胖的體重是水分和脂肪，減掉的肌肉、骨骼、血液卻無法立刻恢復。形成身體組織至少需要三到六個月。有過骨折經驗的人應該能實際感受到骨頭恢復原狀需要大概三個月左右。因此減重也是同樣的道理，最少需要花上三個月才行。

怎樣才是健康的體型？

在減肥之前，我們也必須瞭解何謂健康的體型。女性即使沒有減肥必要，也常希望自己比健康體重再少個一兩成。

健康體型的關鍵在於體重以及成分比例。人體重量包含「脂肪組織」，以及肌肉、骨骼、血液、內臟等脂肪以外的「除脂肪組織」這兩大項目。除脂肪組織當中佔據最高比例的就是肌肉，因此我們可以用「除脂肪量＝肌肉」來思考。

在評估肥胖度時，我們可以利用身體質量指數ＢＭＩ來計算（體重÷身高（公尺）÷身高（公尺））。計算出來的數值男女在二十二時都是最不容易生病的，因此ＢＭＩ二十二是最理想的體重範圍。日本肥胖學會將十八點五以下定義為體重過低，十八點五至二十五為普通，超過二十五則屬於肥胖。

ＢＭＩ超過二十五的話，罹患生活習慣病的風險會變成兩倍，不滿十八點五時也容易得到癌症、呼吸系統疾病、腦血管疾病等，因營養不足導致免疫力降低或引起血管問題，因此太高或太低都不好。

此外，骨質疏鬆症或運動障礙症候群（骨骼或肌肉衰退，容易陷入長期臥床等需要他人照料的狀態）的風險也會提高。希望懷孕的年輕女性容易出現生理期異常、變得不易懷孕，懷孕時被迫早產或嬰兒體重過低的風險也會增加。人在過了成長期之後，想補充減少的骨骼密度及肌肉量很不容易，因此請小心極度的能量或營養不足，以免加速流失。

另外，**年輕女性中很常看到外表苗條，但體脂肪率高的「隱性肥胖」**。圖十二透過ＢＭＩ及體脂肪率來分類體型。菁英運動選手為了獲得好成績，會鍛鍊出最適合該項競技的體格，而一般人最好也維持在標準範圍內最理想。

均衡飲食是基本

結論可能有些抽象，但透過熱量低的烹調方法及營養素豐富的食品做好平衡飲食才是減重的最佳捷徑。

主食、主菜、配菜、湯品，像這樣三菜一湯的飲食模式可以透過不同食材的組合來互補不夠的營養素。

圖十二 透過 BMI 及體脂肪判斷的體型分類

<table>
<tr><th colspan="2">體脂肪率</th><th rowspan="2"></th><th colspan="4" rowspan="2">分類</th></tr>
<tr><th>男性</th><th>女性</th></tr>
<tr><td>25%以上</td><td>35%以上</td><td>高</td><td colspan="2" rowspan="2">隱性肥胖
肌肉量少～普通，脂肪多
肌肉量少，脂肪普通～偏多</td><td colspan="2" rowspan="2">肥胖</td></tr>
<tr><td>20%以上25%未滿</td><td>30%以上35%未滿</td><td>偏高</td></tr>
<tr><td>10%以上20%未滿</td><td>20%以上30%未滿</td><td>標準</td><td rowspan="2">偏瘦
田徑長距離選手</td><td rowspan="2">標準
游泳選手等一般的運動員</td><td colspan="2" rowspan="2">結實壯碩
橄欖球選手或柔道重量級選手等</td></tr>
<tr><td>10%未滿</td><td>20%未滿</td><td>低</td></tr>
<tr><td colspan="3" rowspan="2">BMI 值</td><td>偏瘦</td><td>普通</td><td>輕中度肥胖</td><td>重度肥胖</td></tr>
<tr><td>18.5 未滿</td><td>18.5 以上
25 未滿</td><td>25 以上
30 未滿</td><td>30 以上</td></tr>
</table>

例如米飯含有許多熱量來源的碳水化合物，但蛋白質含量較低，容易缺乏必須胺基酸「離胺酸」的攝取。但只要配合主菜的肉類、魚類一起食用，就可補充蛋白質以及豐富的離胺酸。**由於單一種食品無法涵蓋所有需要的營養素，所以我們要透過各種不同的食材來補充所有的營養，這樣才能打造出健康強壯的身體。**

單一飲食減肥法雖能減掉熱量，卻因此沒有攝取足夠的必須營養，導致想減的體脂肪沒減掉，不該減的肌肉及血液卻減掉了。不偏食挑嘴，食用各種不同食材是最理想的。越是頂尖的運動員當中，什麼都吃、不偏食的人也越多。

22

能量均衡

瘦不下來的人

只吃蔬菜沙拉

不易發胖的人

一定攝取一手掌分量的蛋白質

醣質限制減肥法無法減少脂肪

前面曾經提到過，減重最重要的是熱量平衡。只要消耗的熱量比吃進去的多，那體重就會減少。因此只吃沙拉的話重量的確會減輕。

不過我們必須知道減掉的體重到底是減掉了身體的什麼成分。

一兩天不吃飯的話，體重馬上就會掉一到兩公斤左右。就算不絕食，利用不吃穀類等最近流行的醣質限制法也能立刻減少體重。穀類、水果、砂糖當中包含的碳水化合物（醣質）是體內馬上就會被消耗掉的熱量來源，而沒有消耗、多的醣質則會以「糖原」的形式儲存在體內。

但身體無法一次儲存太多，如果不每天持續攝取的話，這些熱量來源就會陷入不足。**減少進食量所瘦下來的體重是減掉這些食品所含的水分及糖原，並沒有減掉我們想減的脂肪。**

蛋白質最能消耗熱量

飯後體溫上升是因為食物在消化吸收的過程中會消耗能量，引發產生熱能的「飲食誘導性熱代謝（DIT反應）」。DIT反應約佔一天消耗熱量的百分之十，根據食物不同，消耗的量也不同。其中最能使體溫上升、消耗量最大的就是蛋白質，接著是碳水化合物，最難消耗熱量的則是脂肪。

肉類、魚類、雞蛋、大豆製品、乳製品都含有許多蛋白質。此外，蛋白質也是構成肌肉、骨骼、血液等身體的材料，並每天製造新細胞取代老舊的細胞。速度快的可能幾小時就會變成新細胞，而且蛋白質不能像糖原或脂肪一樣儲存起來以備之後使用。**因此三餐中至少也要攝取到相當於一手掌分量的蛋白質**。

蛋白質不足會減少身體的肌肉及骨骼。長期進行減少進食量的減重法雖然可以減掉體重，但卻是減少肌肉及骨骼，沒降低多少體脂肪。肌肉是體內消耗大量醣質及脂肪的組織，如果減掉肌肉的話就更難消耗脂肪了。

在肌肉減少的狀態下恢復原本的飲食習慣會導致復胖及體脂肪增加，想再進行下個減重計畫時身體會更難消耗脂肪，體重就變得更不容易下降。如果想瘦的話，最重要的關鍵就是避免極端的限制飲食量。

第一章也提到過，攝取蛋白質含量高的食品時，必須小心不要同時吃下太多的脂肪。肉類盡量選擇菲力或大腿等脂肪少的部位，不要吃太多油炸熱炒的料理。偶爾想吃油花綿密的高級牛肉時，記得搭配富含膳食纖維的蔬菜或海藻類一起食用。第一口先仔細咀嚼蔬菜或海藻類，之後才開始吃脂肪多的料理。

此外，比起晚上和夏天，DIT反應在白天及冬天時會比較強烈。少吃冰冷食物，多吃溫熱食物，餐前做些輕微的運動也能提高反應。

攝取蔬菜時選擇分量較重的蔬菜

說到「攝取蔬菜」時，我們常會想到「吃沙拉」，但沙拉等生菜的缺點就在於其實無法攝取到想像中的量。

例如像午餐或套餐所附的萵苣及高麗菜沙拉其實含量只有三十至五十公克左右。一餐的理想蔬菜量是一百到一百五十公克，但生菜體積大卻沒有多少分量，很難達成目標攝取量。加上萵苣及高麗菜所含的維他命C本來就沒有很多，切完再經過一段時間才吃下肚時幾乎就都流失光了。

花椰菜、紅蘿蔔、南瓜、菠菜等水煮的黃綠色蔬菜，或白蘿蔔、牛蒡、蓮藕等根菜類實際重量比看起來還重，萵苣及高麗菜等沙拉只要和這些根菜類搭配食用即可接近目標攝取量。

此外，這些蔬菜和萵苣、高麗菜或小黃瓜等淡色蔬菜比起來，可以攝取到更多β-胡蘿蔔素、維他命C，以及構成蔬菜顏色的抗氧化成分，所以在自助沙拉吧挑選時可多選擇顏色較深濃的蔬菜。

燉煮料理、豬肉蔬菜味噌湯或建長汁（使用根菜類做成的日式湯品）等湯品即可輕鬆吃到白蘿蔔、牛蒡或蓮藕等根菜類。最近超商也可以買到做成調理包形式的商品，不妨可以多加利用。

此外，吃沙拉時注意不要淋太多沙拉醬或美乃滋。一大匙的油熱量約為一百大卡，美乃滋約九十大卡，沙拉醬也有六十至七十大卡左右。就算沙拉的蔬菜本身沒什麼熱量，但只要淋上滿滿的醬汁後就跟吃下一堆油是一樣的。

沙拉醬最好使用檸檬汁或醋，以及含有大量 Omega-3 脂肪酸的亞麻仁油或紫蘇油。Omega-3 脂肪酸能減少中性脂肪，具有提升熱量代謝的功效。但只要是脂肪，一公克都等於九大卡，所以還是要謹記不要攝取太多。

23
菜色組合

瘦不下來的人 以麵包解決一餐

不易發胖的人 吃完整套餐

各種不同菜色搭配著吃很重要

常吃麵包不容易瘦的最大原因之一，在於不用仔細咀嚼也能食用。特別是甜麵包最不需要認真咀嚼即可吞下肚。日本口香糖協會指出，可食用部分每十公克當中，奶油麵包的咀嚼次數為三十六下、帶邊吐司六十二下、法式長棍麵包一百零八下。黑麥麵包或胚芽麵包的咀嚼次數則會比土司更多。此外，這些麵包也與材料中沒有使用起酥油等脂肪少的料理較為搭配。

而白飯的咀嚼次數其實比土司少，只有四十一下。但以套餐形式食用的話，就能搭配其他口感不同的菜色來增加次數。這裡我們必須注意的是咖哩飯及蓋飯類。這兩種料理常大口扒著吃，咀嚼次數會因此大幅下降。麵類當中，需要享受入喉口感的蕎麥麵為十五下，有稍微添加蔬菜的番茄義大利麵為三十八下，基本上次數都比較偏低。烏龍麵名產地香川縣以往的人均糖尿病患者數是全日本最高的。其原因就在於吃烏龍麵時蔬菜攝取量偏低。

因此全縣開始努力進行糖尿病預防活動，有越來越多店家會在麵裡多加沙拉或蔬菜天婦羅等，打造出健康的烏龍麵。在蔬菜攝取量增加之後，糖尿病患者的數量也跟著減少了。也就是說，**並沒有任何一樣單一食品是不好的，透過各種搭配組合食用，並多加注意食用順序及速度才是關鍵所在。**

「吃太快」跟「塞滿嘴」千萬要避免

吃飯速度太快或一口塞很多，不仔細咀嚼就吞下去，可能會造成肥胖。

鶴見大學有一項很有意思的研究。吃漢堡排時，跟「只用叉子」比起來，「同時用叉子和刀子」的咀嚼次數、時間、一口的分量都會比較少。研究結果認為，這是因為只用叉子叉一大塊吃的時候不需要視覺判斷，容易一口塞很多。相反的，同時使用刀叉則需要以視覺來判斷一口需要切多大塊。此外，別的研究則觀察吃飯團和用碗吃飯時的差別，結果顯示用碗吃的話一口的量會減少，咀嚼次數則會增加。

只要改變進食方法，咀嚼次數及時間就會無意識的增加。因此正確使用刀叉筷子不只是必要的餐桌禮儀，更能在減重上發揮功效。

仔細咀嚼能促進「組織胺」分泌

最近的研究發現，仔細咀嚼時腦內分泌的「組織胺」能促進分解內臟脂肪。此外，組織胺也和生理時鐘的調節機能有關。肥胖模式生物研究顯示，肥胖的動物會出現神經組織胺低下，及一整天中飲食行動不規律的現象。想吃宵夜的人可能就是沒有仔細咀嚼所造成的。

自己做菜時，不妨把蔬菜切大塊一些，也不要燙太軟，這樣不僅能增進口感，還可以增加咀嚼次數。

24

甜點

瘦不下來的人選擇

零卡點心

不易發胖的人選擇

零添加物點心

零熱量並非真的完全沒有熱量

除了汽水和氣泡水之外，最近也有越來越多標示為「零醣類」或「低卡」的酒類。這可能是因為醣質限制減重法的流行所造成的需要。每天都在進行體重管理的運動員偶爾也會很想喝些甜的。而這邊最常出現的問題就是「零熱量是真的沒有熱量嗎？」。

根據日本食品標示法的營養標示基準規定，每一百毫升熱量二十大卡以下才可標為「低卡」，每一百毫升五大卡以下才可標為「零熱量」。**所以嚴格來說，零熱量或低卡並不表示完全沒有熱量。**（編按：根據臺灣包裝食品營養標示應遵行事項，熱量項目標示，該食品每一百公克之固體（半固體）或每一百毫升之液體所含該營養素量不超過四大卡得以零標示。）

人工甘味劑會促進食慾

為了減少砂糖及高果糖漿使用量所添加的糖精、阿斯巴甜、蔗糖素等人工甘味劑根據其種類不同，甜度都有砂糖的兩百至七百倍左右。

雖然使用量很低，**不過一旦習慣人工甘味劑的強烈甜味，舌頭感受味覺的味蕾就會變遲鈍，需要更強的甜味才能滿足**。如此一來，攝取量會越來越高、更想吃其他甜的東西，導致最後攝取過多甜的食物。

除了舌頭，胃腸及胰臟也具有感知甜味的功能。胃在感受到甜味後會分泌名為「飢餓素」的荷爾蒙，刺激位於腦部下視丘的食慾中樞，使人的食慾增加。

糖醇會造成糖代謝異常⁉

除了使用人工甘味劑取代砂糖之外，有時也會使用山梨糖醇、赤蘚糖醇、麥芽糖醇、木糖醇等「糖醇」來替代。比起飲料，糖醇更常使用在甜點當中。除了赤蘚糖醇之外，其他的糖醇雖不及砂糖，仍會造成血糖上升，攝取太多一樣會導致肥胖。此外，糖醇不好消化，容易造成拉肚子，這點請特別注意。

以色列研究顯示，在試管內加入人工甘味劑培養腸內細菌，接著再把細菌移植到沒有細菌的老鼠腸子中，之後老鼠便出現血糖不易下降的「葡萄糖耐受不良」狀態。以人為實驗對象的結果也發現，攝取人工甘味劑一星期後有部分實驗對象的腸內細菌產生變化，引發葡萄糖耐受不良的症狀。

其他研究也發現餵食蔗糖素後，老鼠腸內的好菌有減少的傾向。攝取過多人工甘味劑可能惡化腸胃環境、造成葡萄糖耐受不良的症狀。這些研究還需要更多的檢驗查證，但無論如何最好還是別攝取太多。

實在忍不下去的人至少先忍耐一星期看看。用礦泉水或麥茶替代時，剛開始三天也許會很難熬，但一星期後就會逐漸習慣，開始覺得以前喝的減重飲品或汽水的甜味濃厚黏膩。曾經有位每天喝罐裝咖啡的上班族，在用礦泉水取代咖啡一個月後就成功瘦下了五公斤。甜的東西雖然能讓人放鬆喘口氣，但攝取過量會傷害健康，造成無法消除疲勞的反效果。

另外，一樣吃甜的，我比較建議選擇高級一些的甜點。雖然並非所有高價甜點都如此，但成分中較有機會使用高品質的雞蛋、麵粉及砂糖，含有自然甜味的甜點可以幫助恢復人體原本正常的味覺。自然單純的風味少量即可獲得滿足，慢慢享用的過程也可消除壓力。

熱愛甜食的運動員在大型競賽之前或集中訓練時會節制甜食，偶爾才少量吃一點獎勵自己，並為了下個目標繼續努力。在二〇一六年里約奧運贏得游泳銀牌的坂井聖人選手也很喜歡甜食，但在四月獲選為出賽代表後就封印甜食，開始讓身體做好迎戰奧運的準備，這應該是他成功奪牌的原因之一。在飲食上規律克制的同時又懂得享受，這是希望大家能夠學習的地方。

瘦不下來的人
這樣吃

第4章

不易發胖的人
那樣吃

25

卡路里與進食量

瘦不下來的人

挨餓以降低卡路里

不易發胖的人

吃飽仍可以控制卡路里

卡路里不是唯一的指標

瘦不下來的人經常只在意卡路里，也就是熱量。

例如現在有五百大卡的烤魚套餐跟四百五十大卡的甜麵包可選時，只在意卡路里的人就會選擇熱量較少的甜麵包。減重時雖然必須控制熱量的進出平衡，但體內能量或必須維他命及礦物質不足時，會造成減了熱量卻沒減到體脂肪，使疲勞感不易消除、身體變差、肌膚指甲變得乾燥脆弱，不是理想的減重方式。

上述例子的甜麵包含有許多醣質及脂肪，幾乎不含蛋白質、鈣質、鐵質及維他命等。烤魚套餐則含有容易升高體溫的蛋白質、具有減少中性脂肪作用的 Omega-3 脂肪酸、鈣質、鐵質及維他命，能攝取到幫助身體使用能量的營養素。

除了在意卡路里之外，也有人會用重量來判斷。例如有洋芋片一包七十公克和飯團一個一百一十公克時，便認為較輕的洋芋片比較不會增加體重。洋芋片雖然比較輕，但一袋就有四百大卡左右的熱量，而飯團則只有一半的一百八十大卡左右。請注意到重量跟熱量兩種是不同的。

焦點不要全集中在體重上

只在意卡路里及食物重量的話，容易因此把焦點全放在體重的數字上面。

馬拉松及體操、韻律體操、水上芭蕾等體重輕的選手較有利的競技項目或必須注重外在體態的比賽中，除了表現之外，選手也很注重體重。就算體重很輕，如果肌肉骨頭乾癟瘦弱也跑不起來，多跳個幾次可能馬上就會骨折。

注重外在體態的競技項目並不會以體重來算分，而是看選手是否有結實精壯的身體。因此比起體重，確實增加肌肉才是關鍵。飲食上也必須選擇能幫助形成肌肉、燃燒多餘脂肪的維他命及礦物質，而不光是減少卡路里或重量。

攝取過多熱量的確會使體重增加，但不用為了一百公克的變動而心驚膽戰。

請用一星期左右觀察究竟處於增加或減少的趨勢，再一邊調整攝取的熱量。

以營養成分來選擇食物

選擇飲食時，食品每單位重量所含有的營養素是很重要的關鍵，我們稱這項指標為「營養素密度」。

一樣一百公克的食品，最好優先選擇營養素量多種類豐富，也就是營養素密度高的食品。營養素密度低的食物多半偏甜、油膩、好入口，雖然卡路里高，但營養卻很少。營養素密度高的食物則包含黃綠色蔬菜、青背魚、紅肉、大豆製品、雞蛋、乳製品、五穀雜糧等等。例如萵苣沙拉跟花椰菜番茄沙拉比起來，後者的熱量沒有差多少，但可以攝取到較多的維他命及礦物質。

光減少食物重量的減重法可能會連必須營養素都一起減掉。在不改變分量的前提下，改變食物種類或烹調方法來減少多餘的脂肪及糖分，並多攝取富含維他命及礦物質的食物才是真正能瘦下來的飲食方法。

舉例來說，本來吃「炸雞五塊、沙拉、味噌湯、白飯」時，就改成「炸雞兩塊、冷豆腐、沙拉、燙青菜、味噌湯、白飯」。以低熱量的食物替換高熱量的食物，使全體分量不減，但卻能提升營養密度。

購買產品時，請多加注意營養成分標示。用脂肪分量一公克九大卡下去換算即可得知食品所含的脂肪熱量。全體熱量中，脂肪熱量如果佔據超過百分之三十就算偏高。選擇這類食物時，請搭配脂肪比例較低的食品。（請參考圖十二）

紀錄一整天的飲食內容

我在健身房開設減重教室時，請學員連續三個月每天紀錄起床時的體重、體溫、飲食內容、整天是否有運動這些項目。

飲食內容在有攝取的項目畫圈，目標是除了喜歡的食物之外的十二項都盡量攝取到。

❶穀類　❷根莖芋頭類
❸水果　❹肉類
❺海鮮、魚類　❻雞蛋
❼大豆製品　❽乳製品
❾黃綠色蔬菜　❿淡色蔬菜
⓫菇類　⓬海藻類
⓭喜歡的食物

有的學員一開始只圈了三到四項，但在全部都逐漸圈選過後，會發現「吃得比之前多卻瘦了」、「早上不再起不來」、「皮膚變

圖十三　計算食品中脂肪熱量的方法

（例）甜麵包的營養成分標示

營養成分	1 單位
熱量	511 大卡
蛋白質	7.8g
脂質	25.8g
碳水化合物	61.9g
鈉	496mg

（脂肪的熱量為 25.8g x 9 大卡＝232.2 大卡，意即將近一半的熱量攝取自脂肪）

好」、「手腳冰冷獲得改善」等瘦身以外的效果，**實際體驗到除了飲食量跟熱量之外，飲食的品質才是減重及改善身體的重要關鍵**。

依體重分級的柔道比賽中，如果體重超出規定就無法出場，因此選手有不得不減重的需求。有很多選手會透過三溫暖或泡澡讓身體猛烈出汗，或不吃不喝想辦法降低體重。我會告訴這些選手，減重還是必須保持能活動的身體才行，因此一定要攝取足夠身體活動的碳水化合物及水分。能量來源碳水化合物不足時行動力自然就會降低，體內水分不夠的話則會出現過熱或肌肉抽筋痙攣的現象。

更嚴重的是因為絕食而導致肌肉蛋白質被分解作為熱量使用。需要力量的選手減掉力量來源的肌肉，這根本就搞錯了減重的意義。我請選手在減重時也要確實攝取蔬菜、菇類及海藻類，蛋白質則在配飯時適量搭配脂肪較少的肉類或魚類，在練習量減少前不要極端限制白飯及味噌湯的攝取。

最初半信半疑的選手後來在比賽前也開始表示「明明吃很多，但體重卻掉了！」、「第一次在賽前吃這麼多！」並在沒有減掉體力的狀態下迎接比賽。這個方法不只運動員適用，一般人也是一樣的。碳水化合物是讓身體活動的重要能量來源，攝取不足的話自然會降低專注力、變得容易疲憊。

圖十四是我在健身房提供給學員的實際紀錄表格。網站上有提供下載檔案，請務必實際嘗試看看。相信不到三個月你就能實際體驗到其中的效果。

圖十四　飲食均衡記錄表範例

2017 年 9 月 10 日 星期日

・起床時體重（52.5）kg　　・睡眠時間（6）小時　　・身體狀態（有點累△）

區分	飲食內容	能量來源（碳水化合物）			構成身體組織的材料（蛋白質）					調整體能（維他命、礦物質）				享受
		穀類	根莖芋頭類	水果	肉類	海鮮、魚類	雞蛋	大豆製品	乳製品	黃綠色蔬菜	淡色蔬菜	菇類	海藻類	喜歡的食物
早餐	・白飯 ・納豆 ・味噌湯 （加海帶芽、蔥花）	○						○			○		○	
午餐	・番茄肉醬義大利麵 ・沙拉 ・咖啡（無糖）	○			○					○	○			○
晚餐	・白飯 ・烤魚 ・沙拉 ・味噌湯 （加白蘿蔔、蔥花） ・燉煮南瓜	○				○				○	○			
零食	・餅乾 2 片 ・優格								○					○
今天的發現及反省	・今天沒吃到蛋，明天早上記得補 ・應該用水果來取代餅乾比較好													

【飲食均衡記錄表下載網址】http://www.cm-publishing.co.jp/healthy_meal/

26

運動與飲食

瘦不下來的人

運動前什麼都不吃

不易發胖的人

運動後補充乳製品

運動和飲食的關係

體溫最容易上升的傍晚是最好的運動時機，此時也是人體肺活量、肌力、最大攝氧量的最高點。但除此之外，在早上或晚上運動都一定比完全不做更好。

常會聽到「吃東西要在運動前還是運動後？」的問題，其實兩者都能減低中性脂肪、改善血糖數值。但在空腹狀態運動會造成集中力降低，可能因此受傷，所以最好先吃點容易消化的香蕉或飯團等食物比較好。

早餐前健走、慢跑的人請務必先補充好水分再開始運動。睡眠中會流不少的汗，早上時人體正處於脫水狀態。血壓、血糖高等可能罹患生活習慣病的人需要特別小心。有在做重訓或能實際出場馬拉松比賽的人，若在空腹時訓練會消耗掉肌肉作為能量來源，導致疲勞不容易消除，因此在飲食後三到四小時才運動時請務必先補充一點食物才開始。下班回家前運動時，如第二章十三節提到過的，建議先吃一些飯團、麵包等穀類再去運動。

運動後請盡早攝取乳製品

之前提到過運動後盡早補充碳水化合物及蛋白質更能幫助增加能量及肌肉量。**而運動訓練後更特別推薦的是攝取乳製品**。

乳製品含有的蛋白質「白蛋白」能幫助恢復體內水分，加上運動後生長激素分泌量多，此時補充鈣質豐富的乳製品不只能促進肌肉生成，也可幫助打造骨骼。肌肉生成後，使用脂肪的機會就會增加，因此就變得容易瘦下來。

乳製品在超商都很容易買到，是最適合訓練後的補充食品。運動員會在訓練後飲用牛奶跟柳橙汁或葡萄柚汁的混合飲品，能同時攝取碳水化合物及蛋白質，所以不只能提升肌肉量，更可幫助消除疲勞。「糖原」是肌肉能量來源，而柑橘類富含的檸檬酸則能幫助恢復糖原的量。

27
聲音

瘦不下來的人
吃飯配電視

不易發胖的人
享受高品質吃飯過程

一邊感受聲音一邊吃較容易獲得滿足感

之前說過，咀嚼次數減少就不容易獲得飽足感，而且除了咀嚼次數之外，吃東西時的聲音也會大大影響飽足感。

美國研究顯示，在有人大聲說話並播放音樂的環境中，吃掉的蝴蝶餅乾會是在安靜環境下吃的一點五倍。改用胡蘿蔔或汽水等其他食品調查結果發現，吃起來清脆有聲的食物差異會更大。

意即**在安靜的環境中一邊感覺吃飯的聲音一邊品嘗更容易獲得滿足感**。因此半夜邊看ＤＶＤ邊咖滋咖滋地吃著洋芋片等脆片零食時，就不容易意識到咀嚼次數，造成不小心食用過量。

吃飯時感受到美味才容易有滿足感，感受「美味」是容易瘦下來的第一步。所謂美味，除了酸、甜、苦、鹹及鮮味之外，外表、聲音、香氣、溫度、入喉口感、咀嚼口感等透過五感來體驗到的綜合經驗也是美味的一部分。每次吃起來感受也都不盡相同。

再加上現場氣氛、當下感覺及心情、健康狀態等因素影響，就算一樣的食物每次吃起來感受都不盡相同。容易肥胖的人可說是因為不容易感受到滿足感及空腹感所造成的。

因此吃飯時請準備好適合用餐的環境，餐點上多用心打造色香味俱全的料理、搭配組合口感不同的食材，吞下肚前仔細咀嚼，就更能感受到食物的美味。

國中小的運動選手也有很多人有偏食的情況，就算提供營養均衡的飲食並解釋這些食物對身體的效果也不太肯吃。但讓這些選手在能親眼看到烹煮現場、可以感受聲音及味道的環境用餐的話，就能使他們對飲食產生關心，紛紛提問或好奇起來「這個味道是○○的菜嗎？」、「烤肉的聲音聽起來好好吃」。改變擺盤或蔬菜的切法等，透過改變料理外觀也會造成飲食量發生變化。

此外，大家開心聊天、慢慢享受一餐也是很好的方法。十年以前接受這些飲食方法教育的選手在長大後表示「那時候的那餐真美味」，這讓我感受到除了食物的味道之外，用餐的環境也是非常重要的。

28

思考方式

瘦不下來的人
追求速成

不易發胖的人
只有百分之一的進步也會堅持下去

慢慢累積百分之一的進步

有個 1.01 法則，只要每天都要比前一天進步一點點，每天持續累積百分之一的進步，一年後就會得到三十七點八倍的成效。

英國自行車隊在二〇〇八年北京奧運自行車競速賽十項比賽中奪得了七項金牌，四年後的倫敦奧運也留下了一樣的傲人成績。

至於之前的成績，則是連續七十六年一面金牌也沒有得到過。究竟奪得七面金牌的團隊是如何打造的呢？

方法就在於把競技比賽所有必須因素逐一細項分析，每個要素慢慢累積百分之一的改變，最後集結起來就能使能力產生大幅變化。

例如使用更好睡的枕頭、多漱口洗手等，從日常生活中一點一滴累積像這樣的好習慣。如果沒有肉眼可見的明顯變化，我們便常會認為改變行動也沒有意義。但今天的成果並非突然出現，而是過去逐步累積起來的。因此從每天能做的事情開始著手非常重要。

身體的變化本來就是緩慢逐步的

之前也提到過，增加體脂肪一公斤需要攝取多餘的七千兩百大卡才能辦到。每天吃一百大卡的兩片餅乾當零食，兩個月便會增加一公斤。只要把分量減少到一片，或通勤時多走一站的距離來消耗熱量就能防止體重增加。

每天跑步一小時、每天低卡飲食、零食全面禁止等等，不用像這樣劇烈改變生活習慣也沒關係。

覺得「改變這個習慣對身體不錯」、「好像能持續下去」，就算只有一項也好，我建議先從這種地方開始。人只要體驗到成功的感覺，就會認為下階段說不定也能做到，因而越來越積極投入。

以前我在健身房開設減重教室時就有很多這樣的例子。雖然一開始不愛運動、覺得沒辦法限制自己的飲食，但還是先從一星期運動一次、每餐吃一種蔬菜、用水果取代零食、飯前先喝水等能幫助瘦身且可以持續的目標開始。

完成這些目標且逐漸能看到身體變化後，再積極運動、改善飲食，最後不只成功瘦下來，更找回健康和成就感結束減重課程。

而沒辦法長期維持的多半是因為最初目標設定得太高，內容都是很難持續的改善項目。此外，無法維持的人只要一項沒做到就想放棄，成功的人就算一天沒做到也會以長期眼光投入，盡可能在期間中讓達成目標的天數多一天是一天。

瘦下來並不是最終目的

運動員擁有「想獲勝」、「想變得更強」的明確目標，並能藉此強化進步的動機。一般人則必須好好瞭解自己想瘦下來、想變健康背後究竟有什麼原因。「你為什麼想瘦下來？」被這麼一問時，其實有很多人都回答不出所以然。

如果是公司經營者的話，可能是「想瘦下來變健康，這樣才不會對公司經營產生影響」；如果是照顧生病家人的家屬，可能是「瘦下來變健康才能好好照顧家人」。每個人都有不一樣的動機，改善項目及方法也會因此不同。

就連運動員有時也會迷失自己的目標。

曾經有某位選手在減重時因為遲遲不見成效而焦躁起來，甚至開始極端減少飲食或幾乎不吃。看到這樣的他，我上前問道：「你為了什麼而減重？應該是為了獲勝，而不是為了減重而減的吧？」被這麼一問他才一臉恍然大悟，認知到「沒錯，瘦下來但無法獲勝就沒有意義了」。

之後他便停止焦急的心情，從做得到的地方一個一個來，最後成功減重，並在當年奪得國際大賽的金牌獎。

用三天作為調整平衡的週期

每天三餐 x 三百六十五天，一年下來就有一千零九十五餐。「當中有幾餐能做到接近目標的飲食內容？」這就是理想的減重思考方式。

此外幾天前吃了什麼可能很難回想，所以趁自己還記得吃了什麼的三天週期內才是調整的最佳時機。

沒有每天都完美達成目標也沒關係，從小地方開始做起，沒做到的就明天再補，一天天累積百分之一的進步就能帶來最後的成果。

【結語】認真面對，仔細觀察，找到最適合自己的方法！

買下本書的各位讀者，真的非常謝謝你。

消除疲勞說來容易，卻老是找不到方法，實行困難。我感覺到選手之所以能每天持續嚴格的訓練，都是因為他們會仔細觀察自己並認真面對身體的疲勞。

擲鐵餅及鏈球的日本記錄保持者室伏由佳選手在還是現役選手時，除了練習日誌之外還會一併紀錄自己的飲食，並觀察體能好的時候和不好的時候分別處於何種飲食模式，接著再從中分析改善。

馬拉松日本紀錄保持人、目前隸屬佳麗寶公司田徑隊的高岡壽成總教練在選手時代時，為了瞭解自己的體能狀態，每天都會記錄起床時的體溫、體重及心跳次數，退休時覺得獲得解放，表示「終於不用再每天記錄這些了」。

進行瀕臨極限的嚴謹訓練時，如果不好好理解自己的身體狀態，那就搞不清楚自己現在到底是健康還不健康。

我們常會被五花八門的資訊影響，直接認定某個情形就是好或不好。但確實感受自己的身體和節奏，從中找出最適合自己的方法非常重要。「知己知彼，百戰百勝」如果本書能幫助你找到屬於自己的方法或改善的方向那就太好了。

最後，感謝建議我出版成書的名古屋商科大學商學院同學，今村慎也先生、努力陪我直到截稿前一刻的 CrossMedia 出版社根本輝久先生。此外，如果沒有支持我的親朋好友給予我力量，我想自己應該沒辦法完成這樣的工作。在此由衷感謝每一位幫助我的人。

附錄

營養到位、元氣大增料理食譜

輕鬆來碗高湯！

沖繩柴魚味噌湯

沖繩傳統料理之一，以柴魚片及味噌為基礎再淋上熱湯製作而成。適合湯品或能生吃的食材都可一起搭配。能改善宿醉及調節身體，改善疲勞。

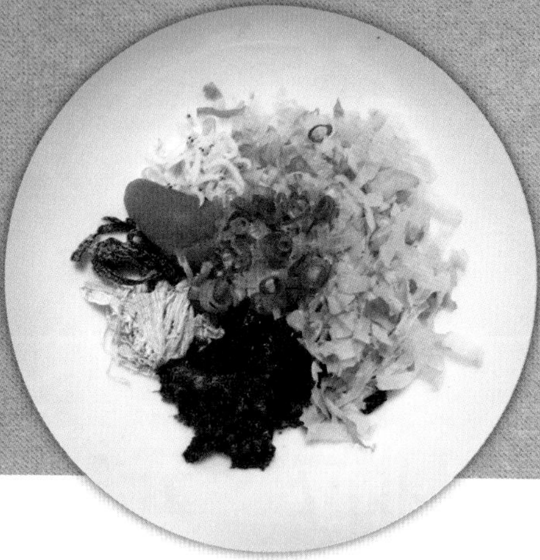

【材料】（1 人份，標註*的食材可以不加）

- 柴魚片*……1.5～2g
- 海苔……1/4 片
- 蔥花……少許
- 芝麻粉……1/2 小匙
- 熱水……150～180cc
- 魩仔魚乾……1/2 小匙
- 酸梅（去籽）*……1 小顆
- 味噌*……1/2 小匙
- 鹽昆布或薯蕷昆布……少許

【作法】

將所有材料放入碗中並注入熱水即可。

攝取好的脂肪！

鋁箔烤鮭魚

鮭魚除了含有大量 Omega-3 脂肪酸 EPA 及 DHA 之外，也含有能幫助吸收鈣質的維他命 D，以及能預防貧血的維他命 B12。鮭魚的紅色來自於蝦青素，具有抗氧化作用。

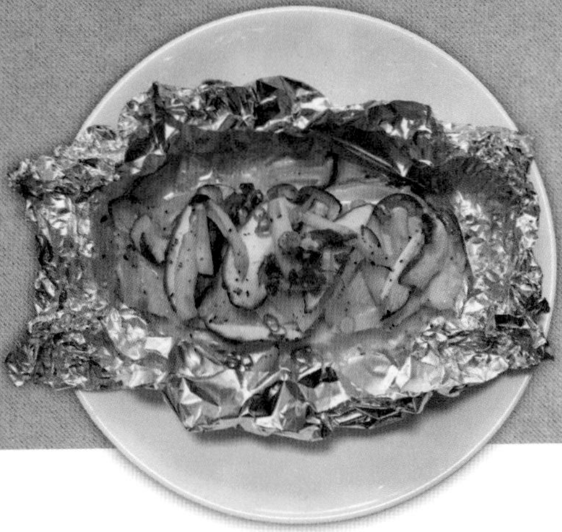

【材料】（2 人份）

- 鮭魚……2 片
- 青蔥……少許
- 酒……1 大匙
- 生香菇……1 根
- 洋蔥……1/8 顆
- 鴻喜菇……1/4 包
- 柚子醋醬油……依個人喜好添加
- 胡椒鹽……少許

【作法】

1. 將鮭魚片分別置於約 25cm x 25cm 大的兩張鋁箔紙內，灑上胡椒鹽。
2. 將切除蒂頭的鴻喜菇及切成薄片的生香菇、洋蔥放到鮭魚上。
3. 酒 1/2 匙分別淋在❷上，將鋁箔紙前後左右確實包好，不要留有縫隙。
4. 放入中火至小火的平底鍋中，蓋上鍋蓋，或用烤魚機烤約 8～10 分鐘（請依照機種及鮭魚大小調整時間）。
5. 灑上青蔥或柚子醋醬油即可完成享用。

直接享用蔬菜吧！

涮涮豬肉沙拉

一天的蔬菜目標攝取量為 350 克至 400 公克，因此一餐差不多需要 100 到 150 公克左右。這道主食配菜兼具的料理約可攝取 70 公克的蔬菜，若再額外搭配蘿蔔泥或蔬菜滿滿的味噌湯即可輕鬆達到一餐的攝取目標。

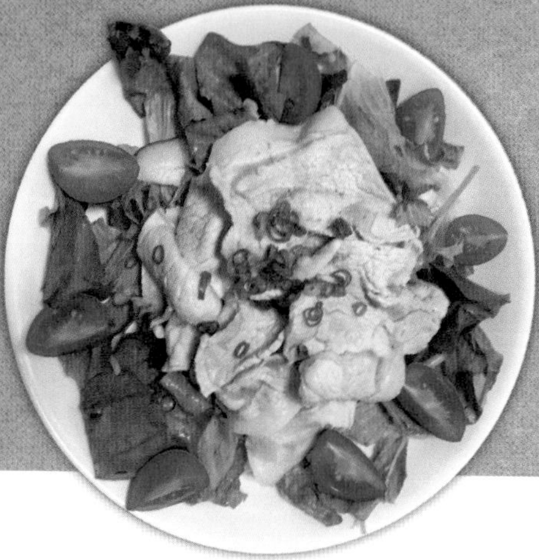

【材料】（2 人份，標註*的食材可以不加）

- 涮涮鍋豬肉片……200g
- 芝麻……1 大匙
- 柚子醋……4 大匙
- 芝麻油……1 大匙
- 迷你番茄……4 顆
- 萵苣等綜合沙拉……1 袋（約 100～120g）
- 生薑泥*……少許
- 青蔥*……少許

【作法】

❶ 在鍋內裝滿水煮沸後，放入涮涮鍋豬肉片汆燙。
❷ 將豬肉放進裝水的碗內降溫。
❸ 把綜合沙拉放到盤中，放上瀝除水分的豬肉片及迷你番茄。
❹ 在碗中加入柚子醋、芝麻油、芝麻及生薑泥後攪拌均勻，淋在❸上面。
❺ 手邊有的話可以再灑上蔥花。
＊擔心卡路里的話可以用高湯汁取代芝麻油。

攝取紅色食物！

和風醋番茄紫蘇沙拉

番茄富含茄紅素，茄紅素能抑制促使黑色素生成的活性氧活動，減少斑點產生的可能性。和β-胡蘿蔔素一樣，只要和油一起攝取就會變得更好吸收。

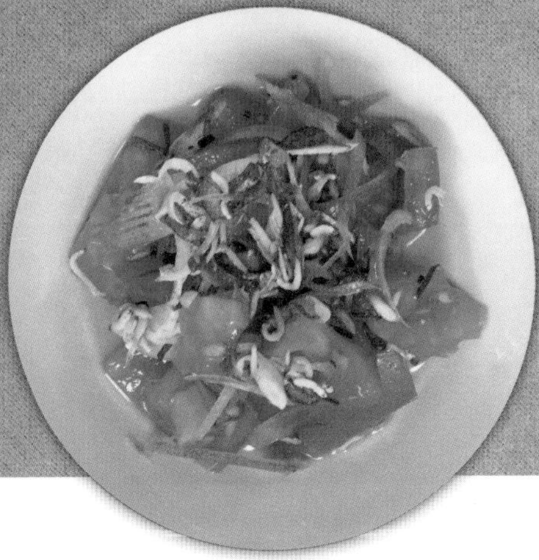

【材料】（2 人份）

- 大番茄……1 顆
- 味醂……1 小匙
- 芝麻油……1/2 大匙
- 魩仔魚……1 大匙
- 胡椒鹽……少許
- 紫蘇……2 片
- 野薑……1 個
- 醬油……1/2 小匙
- 醋……1/2 大匙

【作法】

❶ 番茄切成一口大小，野薑對半切開後再切成薄片，紫蘇切絲。
❷ 在碗中放入調味料後攪拌均勻，接著放入魩仔魚。
❸ 將❶全部放入❷中混合均勻。

攝取綠色食物！

橄欖油香蒜花椰菜

花椰菜中所含有的抗氧化成分「蘿蔔硫素」具有解毒及抗癌作用，也有預防憂鬱症的效果。

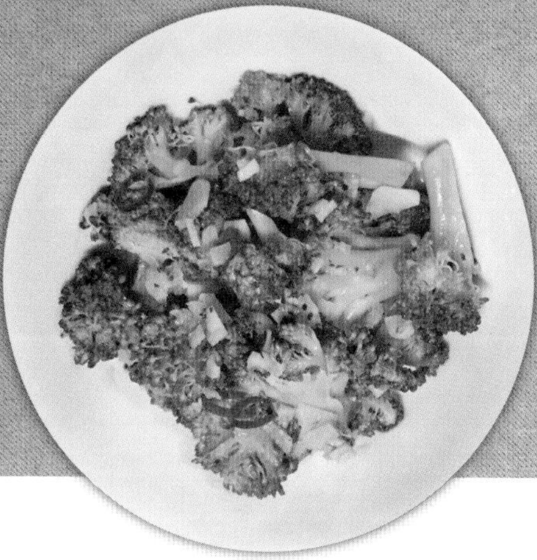

【材料】（2～3 人份）

- 花椰菜……1 株
- 鷹爪辣椒……1/2～1 根
- 大蒜……1 瓣
- 胡椒鹽……少許
- 橄欖油……1 大匙
- 醬油……1/2 小匙

【作法】

1. 花椰菜切成小株，汆燙至微硬程度。
2. 大蒜切末、鷹爪辣椒去除種子後切末，放入淋上橄欖油的平底鍋中，以小火慢炒。
3. 大蒜爆香稍微變色後，放入燙好的花椰菜拌炒。
4. 以醬油、胡椒鹽調味。

＊鷹爪辣椒分量請依個人喜好的辣度調整。

攝取白色食物！

蘿蔔乾沙拉

蘿蔔乾含有豐富的膳食纖維及鈣質。大家常覺得乾燥食品烹煮上很麻煩，但就算不煮或炒，只要泡水也可直接食用。

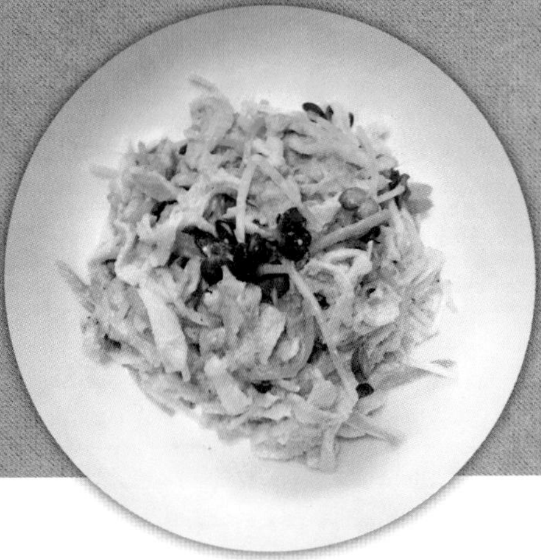

【材料】（2 人份）

- 蘿蔔乾……15g
- 芝麻……1/2 大匙
- 蘿蔔苗……1/2 包
- 醋……1 小匙
- 醬油……1/2 小匙
- 紅蘿蔔……1cm 左右
- 胡椒鹽……少許
- 美乃滋……2/3 大匙
- 水煮鮪魚罐頭……1/2 罐
- 芝麻油……1 小匙

【作法】

❶ 蘿蔔乾放入碗中以大量清水搓洗，去除泥土髒污。
❷ 蘿蔔乾稍微瀝乾後再度放入碗中，以稍微覆蓋的水量浸泡 20～30 分鐘。
❸ 將步驟❷的蘿蔔乾稍微瀝乾後，切成方便食用的長度。
❹ 紅蘿蔔切絲（可依個人喜好先燙過再使用）、蘿蔔苗洗乾淨後切成方便食用的長度。
❺ 將美乃滋、醬油、芝麻、醋、芝麻油放入碗中攪拌均勻，接著放入蘿蔔乾、鮪魚、紅蘿蔔、蘿蔔苗徹底拌勻。
❻ 依喜好加入胡椒鹽來調味。
＊ 鮪魚可用火腿、蟹肉棒、雞里肌肉替代。蘿蔔苗可用小黃瓜切絲或蔥末替代。加入汆燙切碎的菠菜可增加鐵質及維他命的攝取量。

攝取黑色食物！

秋葵涼拌海藻根

海藻根及羊栖菜含有大量褐藻素，不僅能增強免疫作用，更具有調整胃部黏膜及腸內環境的功效。

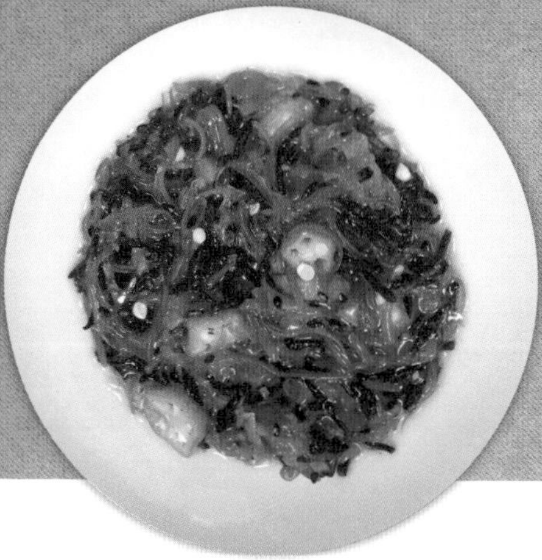

【材料】（2 人份）

- 調味海藻根……2 杯
- 柴魚片……1g
- 羊栖菜……1/2 小匙（3g）
- 黑芝麻……1 小匙
- 秋葵……2 根

【作法】

❶ 將羊栖菜放入碗中，以 10 倍分量的水浸泡約 30 分鐘。
❷ 秋葵快速燙過後切成小段。
❸ 將步驟❶的羊栖菜放在篩網上輕輕搓洗。
❹ 將調味海藻根、羊栖菜、秋葵、柴魚片、黑芝麻放入碗中混合均勻。
＊也可加入小黃瓜絲或紅蘿蔔絲增加色彩。

攝取豆類！

鷹嘴豆咖哩

豆類富含異黃酮，具有和女性賀爾蒙雌激素相似的功效，能減少膽固醇及預防骨質疏鬆。番茄含有鮮味成分麩胺酸，因此即使減少咖哩塊的用量吃起來也香甜濃郁，能減少卡路里攝取量。

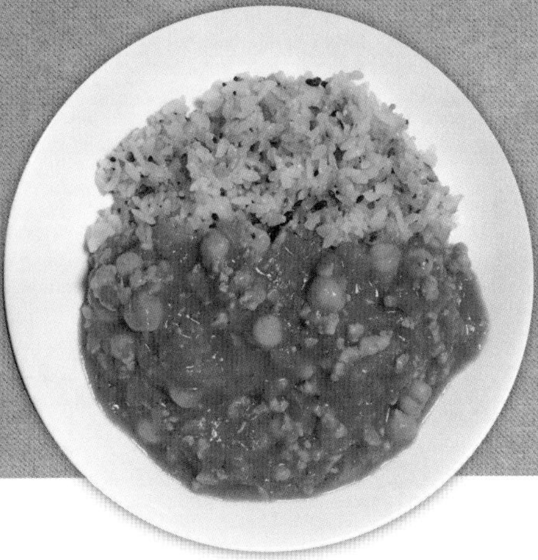

【材料】（2 人份）

- 白飯⋯⋯300～400g
- 咖哩塊⋯⋯1 塊（20g）
- 胡椒鹽⋯⋯少許
- 番茄罐頭⋯⋯1/2 罐
- 大蒜⋯⋯少許
- 水煮鷹嘴豆⋯⋯100g
- 高湯塊⋯⋯1 塊
- 洋蔥⋯⋯大 1/2 顆
- 橄欖油⋯⋯1/2 大匙
- 雞絞肉⋯⋯100g
- 咖哩粉⋯⋯1 大匙
- 月桂葉
- 水⋯⋯200cc
- 生薑⋯⋯少許

【作法】

1. 洋蔥切末。
2. 將橄欖油、大蒜、生薑、1的洋蔥放入鍋中以中火烹煮。
3. 洋蔥變色後加入絞肉、咖哩粉，炒至香氣散發出來為止。
4. 加入番茄罐頭、水、高湯塊、鷹嘴豆、月桂葉，以中小火燉煮至番茄沒有酸味為止（約 20～30 分鐘）。
5. 取出月桂葉，接著加入咖哩塊燉煮至溶解後，用胡椒鹽調味即可完成。

攝取適合日本人的發酵食品！

納豆炒飯

納豆是一種代表性的發酵食品，富含人體容易缺乏的鐵質、鈣質以及鎂等礦物質，促進脂肪代謝的維他命 B2，還有能抑制脂肪吸收的膳食纖維。豬肉富含能幫助碳水化合物代謝的維他命 B1，再加上蔥類及大蒜中的大蒜素更能提升吸收率。

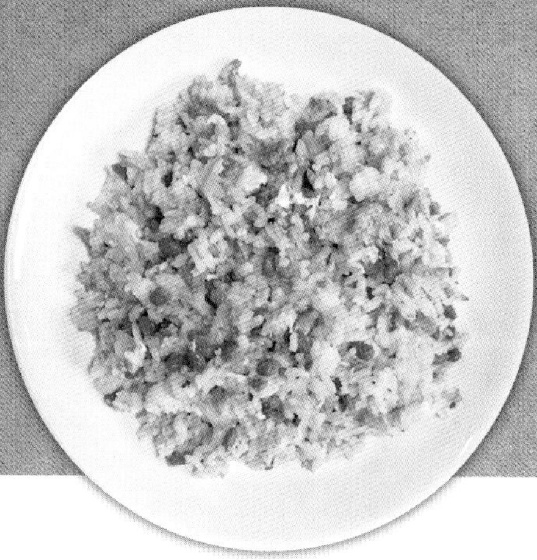

【材料】（2 人份）

- 白飯……300～400g
- 芝麻油……1 大匙
- 納豆……1 包
- 芝麻……1 大匙
- 大蒜……1 瓣
- 蔥……1/4 根
- 胡椒鹽……少許
- 蛋……1 顆
- 豬絞肉……60g
- 醬油……1 小匙

【作法】

❶ 大蒜及蔥切末，蛋打好備用。
❷ 芝麻油及大蒜放入平底鍋中，以中火炒至大蒜爆香後再加入蔥、絞肉拌炒。
❸ 將蛋汁倒入❷中大致拌勻，在尚未凝固前加入納豆、白飯，炒至整體粒粒分明為止。
❹ 以胡椒鹽及醬油調味，最後再灑上芝麻即可完成。
＊另外再加入切末的小松菜或小白菜可以更加增進營養價值。

早餐來顆半熟蛋！

油豆腐滑蛋

雞蛋包含除了維他命 C 以外幾乎所有的營養素，是營養滿點的食材。油豆腐搭配滑蛋能形成如炸豬排蓋飯的口感，即使沒有肉吃起來也有滿足感。油豆腐除了蛋白質之外，還富含鈣質、鐵質及維他命 B2。

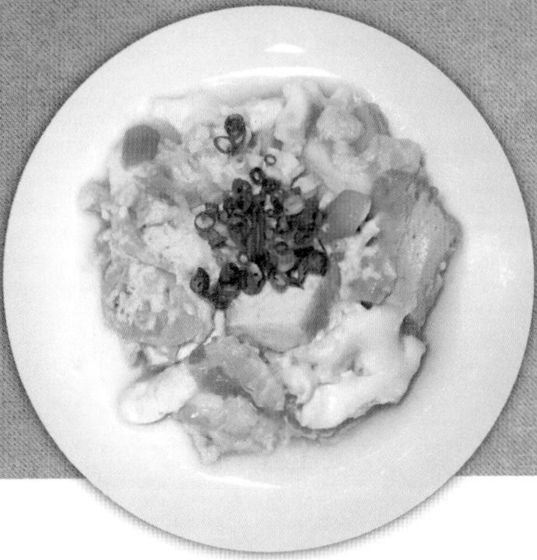

【材料】（2 人份）

- 雞蛋……2 顆
- 酒……1 大匙
- 醬油……1 大匙
- 蔥……1/3 根
- 高湯……50cc
- 油豆腐……1 塊
- 砂糖……1 小匙
- 味醂……1 大匙

【作法】

1. 用熱水淋在油豆腐上去油後，切成 1cm 厚的大小。
2. 將蔥斜切，雞蛋打好備用。
3. 將高湯及調味料放入鍋中，沸騰後放入蔥及油豆腐，以中小火燉煮。
4. 等蔥變軟嫩、油豆腐入味後，淋上蛋汁。
5. 沸騰後熄火，蓋上蓋子等蛋呈半熟狀態即完成。

＊ 用麵味露做起來會更方便。麵味露稀釋濃度依種類而定，請參考各廠牌的包裝說明。

來吃青背魚！

酸梅煮鯖魚

鯖魚富含 Omega-3 脂肪酸 EPA 及 DHA，而 DHA 在青背魚中的含量特別高，此外也富含蛋白質、鐵質、維他命 B_1、B_2、B_6、B_{12} 等成分。梅子的酸味則具有促進鐵質吸收的功效。

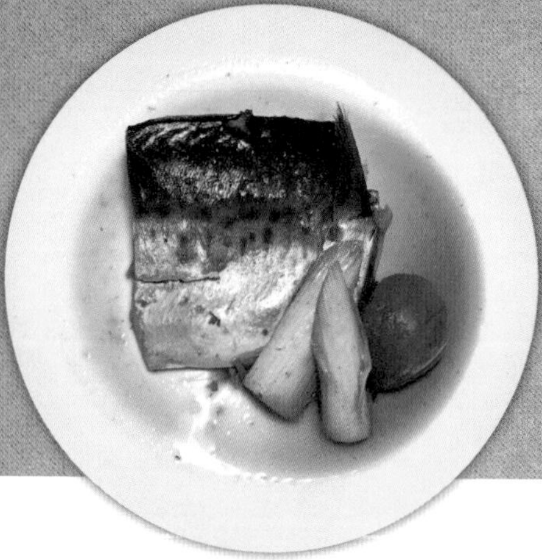

【材料】（2 人份）

- 鯖魚切段……2 段
- 味醂……1 大匙
- 酒……50cc
- 蔥……3cm 長 2 根
- 水……50cc
- 酸梅……2 顆
- 砂糖……1/2 小匙
- 醬油……1 大匙

【作法】

1. 鯖魚徹底洗淨後以熱水澆淋。
2. 將水、調味料、蔥、酸梅放入鍋中後開火。
3. 待❷沸騰後放入鯖魚，用中間開洞的鋁箔紙覆蓋住，以中火燉煮。
4. 鯖魚煮熟後，煮至湯汁收乾剩約一半即可完成。

攝取一手掌分量的蛋白質！

醬油海藻拌生薑雞里肌肉

雞里肌是低脂肪高蛋白的食材，一條含有約十公克的蛋白質，是成人一天蛋白質必須攝取量的六分之一。雞里肌也富含與蛋白質代謝相關的維他命 B6，可以幫助形成肌肉及骨骼。

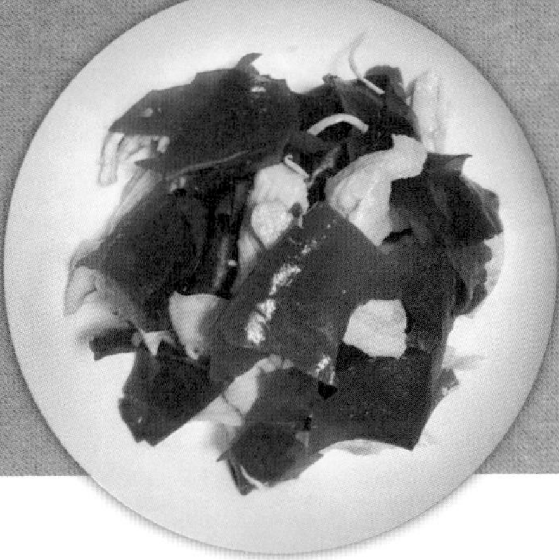

【材料】（2 人份）

- 雞里肌……2 條
- 生薑泥……少許
- 乾燥海藻……2g
- 醬油……1/2 大匙
- 酒……少許

【作法】

❶ 雞里肌去筋後放在耐熱烤盤上，淋上少許的酒，接著包上保鮮膜在微波爐中加熱約 2 分鐘（或在鍋內放水及少許的酒後煮至沸騰）。
❷ 待雞里肌冷卻後切成大塊。
❸ 乾燥海藻確實泡水恢復，並洗好備用。
❹ 把醬油及生薑泥加入碗中仔細攪拌，最後拌入雞里肌和海藻。
＊ 生薑泥使用管裝的也 OK。改用三杯醋及芝麻、醋及味噌、味醂，或用大蒜、醬油、芝麻油做成韓式調味也可以美味享用。

攝取分量重的蔬菜！

明太子拌蓮藕

蓮藕富含膳食纖維，吃起來口感十足，容易獲得飽足感，而且也含有大量維他命 C。一般維他命 C 怕熱，容易因加熱而遭到破壞，但蓮藕中的維他命 C 則具有較不怕熱的特性。此外，蓮藕也有緩和氣喘、異位性皮膚炎及花粉症等過敏症狀的功效。

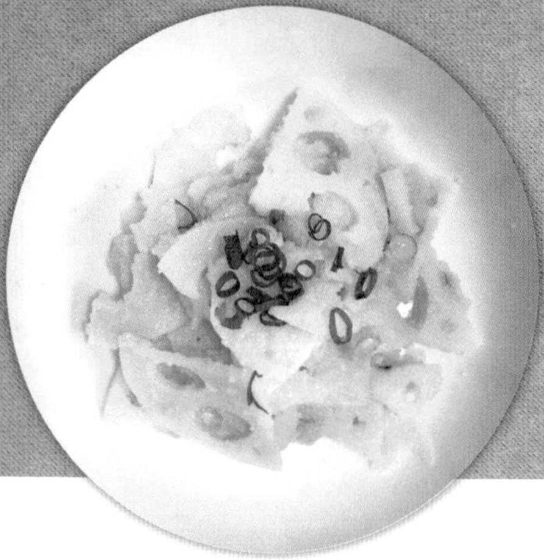

【材料】（2 人份）

- 蓮藕……1 小節
- 醋……1 小匙
- 明太子……1 條（20g）
- 青蔥……少許
- 美乃滋……2 小匙

【作法】

❶ 蓮藕去皮後切成薄片，水煮至仍有口感咬勁的程度備用。
❷ 在碗裡放入明太子、美乃滋及醋後攪拌均勻。
❸ 確實瀝乾蓮藕水分後放入❷中仔細拌勻。
❹ 裝到盤子裡並灑上切碎的蔥花。
＊加入牛蒡絲或紅蘿蔔絲、小黃瓜等也很好吃。

吃起來清脆又富有口感！

芹菜煙燻烏賊

芹菜熱量低且富含膳食纖維及清脆的口感，是適合多加咀嚼的食物。搭配煙燻烏賊能使口感更富嚼勁。芹菜香味濃厚，很多人也許不太能適應，但芹菜獨特的香氣具有舒緩神經的效果，能幫助身體放鬆。

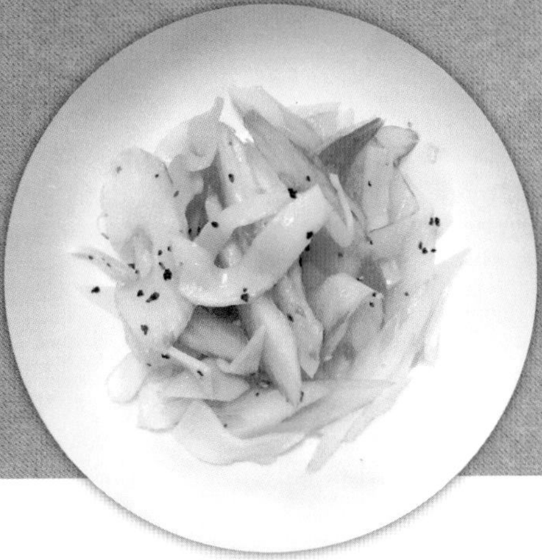

【材料】（2 人份）

- 芹菜（僅使用莖的部分）……1 根
- 粗粒黑胡椒……少許
- 砂糖……1 小撮
- 醬油……1/3 小匙
- 橄欖油……1/2 大匙
- 煙燻烏賊……20g
- 醋……1 大匙

【作法】

1. 芹菜去筋後斜切成薄片。
2. 將煙燻烏賊切成方便食用的長度。
3. 將芹菜、煙燻烏賊、調味料放入夾鏈袋（Ziploc 保鮮袋等）中輕輕搓揉後放入冰箱冷藏 1～2 小時，最後灑上粗粒黑胡椒。
4. 覺得不夠鹹時可再加鹽或醬油調味。

＊ 煙燻烏賊也可換成魷魚絲或鹽昆布來替代。

HealthTree
健康樹 健康樹系列 100

總是精神百倍的人，吃的跟你不一樣？

日本國家代表隊隨隊營養師，教你小小改變飲食習慣讓身體保持最佳狀態

疲れやすい人の食事 いつも元気な人の食事

作　　者　柴崎真木
譯　　者　趙君苹
總 編 輯　何玉美
責任編輯　盧羿珊
封面設計　張天薪
內文排版　菩薩蠻數位文化有限公司

出版發行　采實出版集團
行銷企劃　陳佩宜・陳詩婷・陳苑如
業務發行　林詩富・張世明・吳淑華・林踏欣・林坤蓉
會計行政　王雅蕙・李韶婉
法律顧問　第一國際法律事務所　余淑杏律師
電子信箱　acme@acmebook.com.tw
采實ＦＢ　http://www.facebook.com/acmebook

ＩＳＢＮ　978-986-95473-0-7
定　　價　300 元
初版一刷　2017 年 11 月
劃撥帳號　50148859
劃撥戶名　采實文化事業有限公司
104 台北市中山區建國北路二段 92 號 9 樓
電話：02-2518-5198
傳真：02-2518-2098

國家圖書館出版品預行編目資料

總是精神百倍的人，吃的跟你不一樣？：日本國家代表隊隨隊營養師，教你小小改變飲食習慣讓身體保持最佳狀態 / 柴崎真木作；趙君苹譯. -- 初版. -- 臺北市：采實文化, 民106.11
面；　公分. -- (健康樹系列；100)
譯自：疲れやすい人の食事いつも元気な人の食事
ISBN 978-986-95473-0-7(平裝)
1.健康飲食 2.疲勞
411.3　　106016504

采實出版集團
ACME PUBLISHING GROUP

廣	告	回	信
台北郵局登記證			
台北廣字第03720號			
免	貼	郵	票

采實文化 ACME PUBLISHING **采實文化事業股份有限公司**

10479台北市中山區建國北路二段92號9樓

采實文化讀者服務部　收

讀者服務專線：(02) 2518-5198

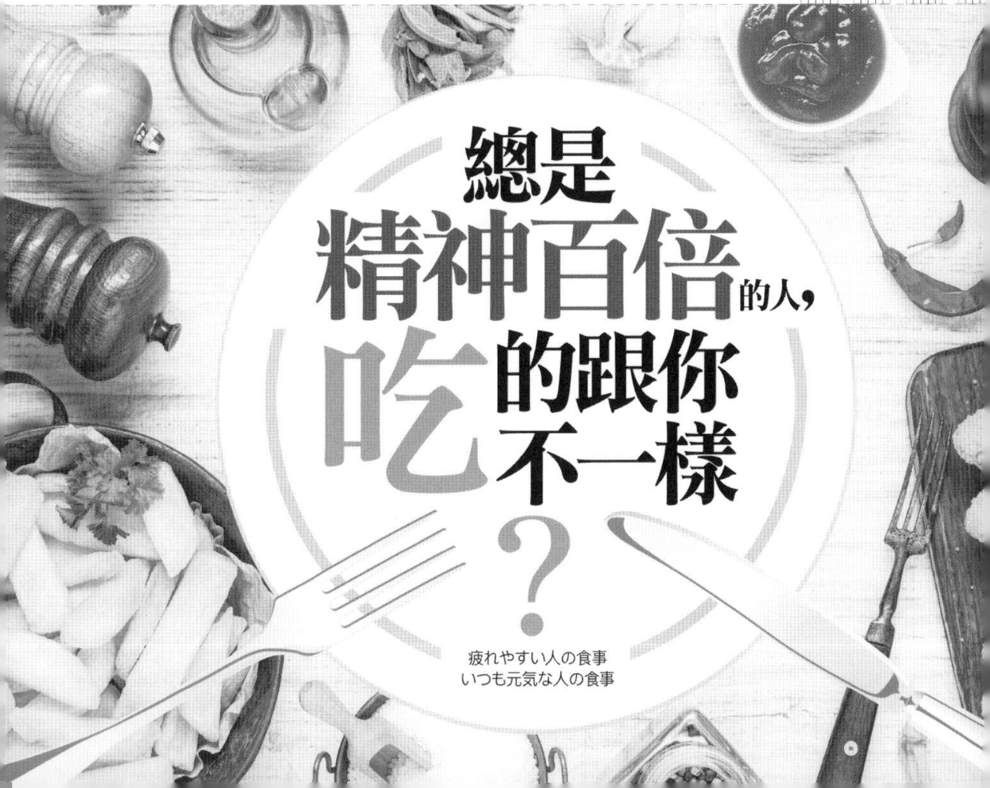

HealthTree 健康樹 **系列**專用回函

系列：健康樹系列100
書名：總是精神百倍的人，吃的跟你不一樣？

讀者資料（本資料只供出版社內部建檔及寄送必要書訊使用）：

1. 姓名：
2. 性別：☐男 ☐女
3. 出生年月日：民國　　年　　月　　日（年齡：　　歲）
4. 教育程度：☐大學以上 ☐大學 ☐專科 ☐高中（職） ☐國中 ☐國小以下（含國小）
5. 聯絡地址：
6. 聯絡電話：
7. 電子郵件信箱：
8. 是否願意收到出版物相關資料：☐願意 ☐不願意

購書資訊：

1. 您在哪裡購買本書？☐金石堂（含金石堂網路書店） ☐誠品 ☐何嘉仁 ☐博客來
   ☐墊腳石 ☐其他：____________（請寫書店名稱）
2. 購買本書的日期是？____年____月____日
3. 您從哪裡得到這本書的相關訊息？☐報紙廣告 ☐雜誌 ☐電視 ☐廣播 ☐親朋好友告知
   ☐逛書店看到 ☐別人送的 ☐網路上看到
4. 什麼原因讓你購買本書？☐對主題感興趣 ☐被書名吸引才買的 ☐封面吸引人
   ☐內容好，想買回去試看看 ☐其他：____________（請寫原因）
5. 看過書以後，您覺得本書的內容：☐很好 ☐普通 ☐差強人意 ☐應再加強 ☐不夠充實
6. 對這本書的整體包裝設計，您覺得：☐都很好 ☐封面吸引人，但內頁編排有待加強
   ☐封面不夠吸引人，內頁編排很棒 ☐封面和內頁編排都有待加強 ☐封面和內頁編排都很差

寫下您對本書及出版社的建議：

1. 您最喜歡本書的哪一個特點？☐健康養生 ☐包裝設計 ☐內容充實
2. 您最喜歡本書中的哪一個章節？原因是？

____

____

3. 您最想知道哪些關於健康、生活方面的資訊？

____

____

4. 未來您希望我們出版哪一類型的書籍？

____

____